AF476355

MÉMOIRE

SUR LA

PETITE VÉROLE VRAIE ET FAUSSE

ET

SUR LA VACCINE.

I

HYGIÈNE PUBLIQUE.

MÉMOIRE

SUR

LA PETITE VÉROLE

VRAIE ET FAUSSE

ET SUR

LA VACCINE,

OU FAITS ET PREUVES SERVANT A DÉMONTRER QUE LA VACCINE RÉGULIÈRE N'A NULLEMENT BESOIN D'ÊTRE RENOUVELLÉE, ET QU'ELLE EST AUSSI BIEN PRÉSERVATIVE QUE L'INOCULATION, ET QUE LA PETITE VÉROLE NATURELLE ELLE-MÊME;

Pour l'instruction des parens et des jeunes médecins,

PAR F. E. FODERÉ,

PROFESSEUR DE MÉDECINE LÉGALE ET DES MALADIES ÉPIDÉMIQUES A LA FACULTÉ DE STRASBOURG, MÉDECIN DU COLLÉGE ROYAL DE CETTE VILLE, ASSOCIÉ DE L'ACADÉMIE ROYALE DE MÉDECINE, CORRESPONDANT DE LA SOCIÉTÉ ROYALE ET CENTRALE D'AGRICULTURE, PRÉSIDENT HONORAIRE DE CELLE DES SCIENCES, AGRICULTURE ET ARTS DU BAS-RHIN ETC. ETC. ETC.

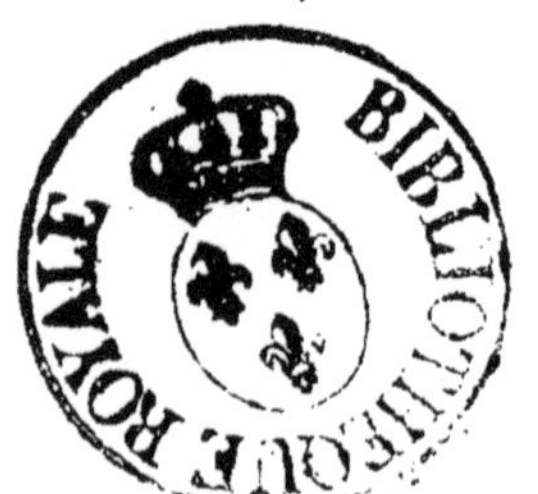

STRASBOURG,
JEAN-HENRI HEITZ, IMPRIMEUR-LIBRAIRE-ÉDITEUR;
PARIS,
HENRI SERVIER, RUE DE L'ORATOIRE.

1826.

AVANT-PROPOS.

Le sujet de ce mémoire faisait partie du discours que j'ai prononcé le 1.er Décembre 1825, à la distribution solennelle des prix décernés aux elèves de cette faculté, ainsi qu'aux médecins cantonnaux du département, qui ont pratiqué un plus grand nombre de vaccinations; discours qui avait pour titre, *de l'érudition en médecine*, érudition que l'on dédaigne beaucoup trop maintenant, si l'on en usait trop autrefois. J'avais surtout été frappé, en cherchant un sujet à mon discours, de notre tendance actuelle à remplacer le fond des choses par des mots nouveaux, sans nous inquiéter s'ils sont nécessaires, appropriés et significatifs de ce que nous voulons exprimer : par exemple, les Anglais, dissidants de JENNER, ont introduit celui de *varioloïde;* et vîte, leurs imitateurs du continent s'en sont emparés, sans avoir réfléchi que ce mot veut dire *identique à la variole ou à la petite vérole*, et qu'il est superflu, si l'on veut parler de cette maladie; inutile et mal appliqué, si l'on veut désigner un autre exanthême qui aurait avec celle-ci quelque ressemblance, puisque déjà ces exanthêmes ont depuis des siècles des noms reçus, qui les caractérisent et qui les distinguent.

Mais comme le langage, quelque incorrect qu'il soit, exerce toujours une influence sur les choses, et que j'ai considéré que depuis l'introduction du mot *varioloïde*, les controverses sur les maladies de nature varioleuse et sur la vaccine, loin d'avoir diminué, n'ont fait que s'étendre de plus en plus, et que des médecins même que l'on regarde comme savants, se sont crus du moins obligés de douter; d'où le public a été tenu en suspens, la tranquillité des parents a été alarmée, et par conséquent les vaccinations sont devenues plus rares, et la petite vérole s'est montrée plus fréquente; d'après ces considérations, dis-je, et celle non moins importante que ceux qui sont placés dans les grandes écoles, et qui sont par là, sensés avoir plus de lumières et d'expérience, doivent éclairer leurs concitoyens sur tout ce qui touche de plus près à la vie et à la santé; j'ai résolu, après avoir fait de nouvelles recherches sur la matière qui nous occupe, de réunir en un seul petit ouvrage publié à part, ce que j'en ai déjà dit dans le tome V. de ma médecine légale, dans le tome IV. de mes leçons sur les épidémies, et dans le 7.e n.o du Journal des sciences etc., de Strasbourg, en y ajoutant de nouveaux faits recueillis au secrétariat de la faculté de médecine, à laquelle ont été renvoyés les différents rapports que la sollicitude de M. le conseiller d'état Esmangart, préfet du département, a provoqués de la part de tous les médecins, ainsi qu'à la clinique de notre faculté, dont mon collègue, M. le professeur Lobstein, m'a permis de profiter, et tout ce qui est venu à ma connaissance jusqu'au moment de la publication de cet écrit.

Désireux de porter la conviction dans l'ame de

mes lecteurs, et de les mettre à portée de juger, sans le secours des gens de l'art, du véritable état des choses, je me suis attaché, sans entrer dans les détails du traitement de la variole, qui est du pur domaine de la médecine, à exposer dans un cadre composé de huit chapitres, tout ce qu'un père de famille doit savoir de la véritable forme, de la nature, de l'origine, et des différences d'une aussi cruelle maladie, qui peut lui enlever, difformer, mutiler ses enfants; comment il la distinguera d'avec des éruptions qui en ont quelques apparences, et qui, quoique d'une autre nature, ne sont cependant pas à mépriser, puisque quelquefois aussi elles ont été mortelles; les motifs qui doivent le faire opter entre les deux préservatifs qui lui sont offerts (l'inoculation et la vaccine); et quelles conditions sont nécessaires dans la vaccination, pour qu'elle soit aussi préservative qu'aurait pu l'être la petite vérole naturelle ou inoculée. Pour être en état de juger, il faut faire des comparaisons, il faut savoir tout ce qui peut arriver dans le cours de la vie, ce qui est indépendant des circonstances et inhérent à notre nature; après quoi, l'on n'est plus étonné, l'on n'est plus injuste envers des pratiques, en général, salutaires, et l'on cesse d'être dupe de la vanité, de l'esprit paradoxal, et ce qu'il y a de pis, des vues intéressées de certaines gens. Mais l'on aurait beau multiplier les livres populaires, on ne doit pas s'attendre à ce que chaque particulier prenne connaissance de ce qu'il doit savoir et de ce qu'il doit faire; les artisans, les ouvriers et les cultivateurs, sont trop occupés de pourvoir à leurs besoins indispensables et journaliers, pour se mettre en peine d'un mal qu'ils n'ont pas encore; et ici, c'est le gouvernement qui, d'après le gros bon sens, doit faire le père de famille; et puisque cette tutelle n'est pas moins contestée par l'esprit paradoxal, ce point d'hygiène publique devait devenir aussi le sujet de nos investigations.

Je ferai par conséquent dans le premier chapitre l'examen des objections qu'on adresse maintenant à la vaccine; je donnerai dans le second la description de la petite vérole légitime; dans le troisième, je parlerai de l'origine de cette petite vérole, et des opinions qu'on a eues sur sa nature; le quatrième chapitre offrira l'examen des éruptions pseudo-varioliques; le cinquième contiendra l'exposé de nouveaux faits tendant à confirmer la puissance préservative de la vaccine, à quelque date que ce soit de son insertion, et le sixième, celui des conditions indispensables pour une bonne et sûre vaccination. Je répondrai dans le chapitre septième à la question de savoir si effectivement l'administration publique n'a pas le droit d'obliger tous les particuliers à se mettre dans la position de ne pas répandre la contagion variolique; enfin, le huitième et dernier chapitre est destiné à des conclusions générales, ou à un résumé déduit des faits rapportés et discutés dans ce mémoire.

J'ai repris ce travail en sous-œuvre, comme si je ne m'en étais jamais occupé, et je me suis dépouillé, en le commençant, de toute prévention et de tout intérêt pour ou contre; et sans me passionner pour aucune chimère ou pour aucun parti, je me suis attaché uniquement à ne présenter au public que la vérité, quelle qu'elle fût : la vérité doit au moins se rencontrer dans nos rapports sur l'hygiène publique, si on ne la professe pas toujours dans la médecine privée, et si même, dans la plupart des choses de la vie, il est de l'essence du genre humain de lui préférer le mensonge. Dans les sciences d'observation, c'est par les faits univoques et soutenus qu'on obtient une vérité, et c'est à quoi je crois être parvenu par le dépouillement de tous les rapports officiels faits aux autorités de ce populeux département du Bas-Rhin, sur la petite vérole qui s'y est manifestée l'année 1825, qui vient de s'écouler, et jusqu'au mois de Juin 1826, sur divers points, et sur ce qui s'est passé à ce sujet à la clinique de la faculté de médecine de Strasbourg. En réunissant ce qui s'est passé, pour ainsi dire, sous mes yeux, avec ce qui est annoncé dans d'autres pays, j'ai pu porter un jugement non-seulement sur la valeur des différents faits sur lesquels s'exercent les controverses actuelles, mais encore sur la nature et la cause prochaine de tant d'éruptions varioleuses, déjà assignées par les anciens maîtres de l'art, de la plus grande autorité. La population des divers états de l'Europe a évidemment beaucoup augmenté, depuis le commencement de ce siècle, malgré les combats sanglants qui semblaient devoir produire un effet opposé; et l'on ne saurait douter que la vaccine n'y ait eu la plus grande part; ce qui est déjà l'un des arguments de la première évidence qu'on puisse produire en sa faveur. Maintenant, il faut l'avouer aussi, la petite vérole commence à reprendre son empire, et à reproduire des morts et des mutilations dans diverses régions de l'Europe, qui passent pour très-civilisées : serait-ce déjà trop que de vingt-cinq ans d'amélioration, et les médecins doivent-ils s'associer à ceux qui pensent que le monde est déjà trop peuplé? A la bonne heure de la mort pour ces derniers; mais que disent-ils de la laideur de leurs femmes ou de leurs filles, de la puanteur de leur nez ou de leur haleine, des aveugles et des estropiés, dans les basses classes, qui grossissent le nombre des mendiants? Le privilège et l'égoïsme doivent au contraire, ce me semble, désirer qu'en ceci, les médecins cessent d'être imprudents et disputeurs, et qu'ils tirent au clair pourquoi, après un assez long répit, un ennemi terrassé commence de nouveau à se montrer avec autant d'audace qu'avant l'invention des deux principaux boulevards qu'on lui avait opposés!

Strasbourg, le 1er Juin 1826.

MÉMOIRE

SUR LA

PETITE VÉROLE VRAIE ET FAUSSE

ET

SUR LA VACCINE.

CHAPITRE I.

État actuel des opinions sur la petite vérole, sur l'inoculation et la vaccine, avec examen des objections faites par quelques gens de l'art, contre la vertu constamment préservative de cette dernière.

Les diverses contrées de l'ancien monde autrefois conquises ou fréquentées par les Sarrasins, étaient ravagées depuis quelques siècles d'une maladie aussi cruelle que la peste, et devaient d'autant plus la redouter, que ceux qui en échappaient portaient pour la plupart des traces de ses ravages; ce qui, dans des pays, où l'on a constamment fait le commerce des esclaves, portait un grand préjudice à ce trafic. L'intérêt, par conséquent, les rendit observateurs de ce qui était le plus propre à mitiger la maladie, et de vieilles femmes ayant remarqué 1.° qu'il était rare que ceux qui l'avaient eue une fois la reprissent une seconde; 2.° qu'elle était surtout à craindre dans un temps d'épidémie, sous le règne de certaines constitutions atmosphériques, et dans un état de mauvaise santé des sujets qu'elle attaquait; qu'au contraire, elle était ordinairement mitigée, quand elle arrivait sporadiquement dans une saison favorable et chez des sujets d'ailleurs bien portants : ces matrones observatrices, disons-nous, imaginèrent d'inoculer la petite vérole dans les circonstances les plus opportunes. La date de ces combinaisons qui font d'autant plus honneur à l'esprit humain qu'elles se manifestèrent dans des contrées de l'orient très-peu civilisées, n'est pas connue; mais nous commençons par savoir qu'une épidémie variolique faisant des ravages affreux à Constantinople, en 1701, et que les docteurs Timoni et Pilarini, médecins de cette capitale, ayant remarqué qu'aucun de ceux qui avaient la petite vérole par inoculation n'en périssait, tandis que presque tous ceux qui la gagnaient naturellement en étaient les victimes, furent les premiers à conseiller l'inoculation, ce qui fut exécuté avec le plus grand succès par toutes les familles de Constantinople qui appartenaient à des communions chrétiennes[1]).

Dès lors, plusieurs écrits publiés en Europe sur cette pratique, la firent connaître au monde civilisé: on la voit honorablement mentionnée, dès l'année 1713, dans le n.° 339 des transactions philosophiques de Londres; en 1716, elle fit le sujet d'une dissertation inaugurale soutenue à l'université de Leyde; en 1717, le secrétaire de l'ambassadeur de France à la Porte, et l'ambassadeur d'Angleterre faisaient subir l'inoculation à leurs enfants; enfin, elle est transportée en Angleterre par l'épouse de

1) V. à ce sujet, le traité historique et pratique de l'inoculation de MM. Désoteux et L. Valentin. Paris 1799, p. 36 et suiv.

cet ambassadeur, Lady *Wortley Montagu*, où on l'essaya d'abord le 9 Août 1721 sur sept criminels condamnés à mort, avant de l'employer sur des personnes royales, et ses succès ne tardèrent pas à la faire passer sur le continent voisin [1]).

Cependant la nouvelle pratique ne tarda pas à avoir autant de détracteurs que de prôneurs qui lui donnaient des louanges outrées. Les premiers l'accusèrent, non sans raison, d'anticiper sur une maladie qu'on pouvait ne pas avoir, et de donner naissance à des épidémies qui peut-être ne se seraient pas développées, crainte qui obligea d'avoir des hôpitaux isolés d'inoculation, à Londres et à Vienne en Autriche, ainsi que nous l'apprenons de Van-Swieten. Ces mêmes adversaires ont encore prétendu que la petite vérole inoculée faisait éprouver autant d'accidents que la naturelle, et que de plus, elle ne mettait pas à l'abri des récidives; ils ont allégué à cet égard plusieurs faits, les uns non suffisamment détaillés, les autres controuvés, et surtout beaucoup de cas qui n'étaient évidemment que des petites véroles volantes, dont quelques espèces, pour me servir des expressions d'un excellent auteur sur cette matière, feu M. Gandoger de Nancy, n'étaient et ne sont encore que ce que des chirurgiens peu instruits, des médecins peu expérimentés, des apothicaires, des gardes-malades, des nourrices, ont pu prendre pour la petite vérole légitime, et dont ils se sont même quelquefois servi, pour donner aux parents une fausse sécurité sur l'avenir; d'un autre côté, les partisans de l'inoculation ont dû faire beaucoup de tort à la cause qu'ils défen-

1) V. Mead. *de variol. incis.* Cap. V.

daient, par l'exagération de leurs sentences et de leurs promesses démenties quelquefois par les faits, justifiant par là la vérité du proverbe qui dit : *que qui prouve trop ne prouve rien.* Suivant eux, en même temps qu'il n'y a d'exempts de la petite vérole vraie *que ceux qui ne vivent pas assez pour l'attendre* (expression de M. DE LA CONDAMINE); elle n'attaque jamais qu'une fois le même sujet; la petite vérole inoculée, infiniment moins dangereuse, met pour toujours à l'abri de la récidive, lorsqu'elle est pratiquée avec succès, et par proportion avec la naturelle, elle est beaucoup moins susceptible de répandre la contagion[1]). Ces propositions, pouvant toutes être contredites, excepté la bénignité plus grande de la maladie artificielle, à cause des précautions et des préparations auxquelles l'on soumettait les sujets, donnèrent lieu à une immensité d'écrits pour et contre, plus ou moins raisonnables, dont il serait superflu maintenant d'entretenir nos lecteurs.

C'est néanmoins un fait incontestable que vers la fin du dernier siècle, la pratique de l'inoculation, presque universalisée, avait tellement diminué la violence et la mortalité de la petite vérole, que la population des divers états de l'Europe s'en était déjà beaucoup accrue[2]), et qu'on n'était pas sans espérance d'avoir mis un terme au retour des épidémies varioliques. Cependant, malgré cela, l'inoculation n'était encore en France que tolérée, sans être per-

---

1) V. les excellents traités sur l'inoculation, de M. GANDOGER DE POIGNY, Nancy et Paris, 1768; DÉZOTEUX et L. VALENTIN, Paris 1799.

2) V. à ce sujet, les *Observations médicales et politiques sur la petite vérole*, du docteur BLACK, traduites de l'anglais, par feu le professeur MAHON, Paris 1788.

mise par l'église et les parlements; et l'on en voit facilement la raison, puisqu'à côté du bien qu'elle faisait, était aussi le mal qu'elle pouvait faire, savoir: de produire chez quelques individus, rares à la vérité, une maladie fâcheuse, et de pouvoir donner lieu dans des circonstances favorables et imprévues à des épidémies : l'on ne put donc qu'accueillir avec le plus grand empressement et la plus vive reconnaissance, la découverte d'un autre préservatif de la variole, qu'on pouvait employer facilement et sans aucun danger ni pour la personne inoculée, ni pour celles qui l'approchaient de plus près. Cet heureux moyen avait été trouvé par l'immortel JENNER dans ce même pays de Galles, où les transactions philosophiques pour l'année 1723 (n.° 373) affirment que l'inoculation était aussi en usage depuis un temps immémorial (et peut-être était-ce la vaccine!) Cet illustre bienfaiteur de l'humanité ayant reconnu par ses observations et ses expériences, que de vieux serviteurs de métairies de cette contrée, qui avaient été affectés de la petite vérole des vaches, 30 à 40 ans auparavant, et à qui l'on avait voulu inoculer la variole, n'en avaient éprouvé d'autres symptômes qu'une légère fièvre, et que même ils n'avaient pu prendre de rechef une vaccine régulière, en avait conclu, en proclamant aux yeux de l'Europe entière l'efficacité de ce préservatif, que la vaccine ne devait pas seulement étendre son action sur quelques années, mais qu'elle l'exerçait durant toute la vie [1]). Ces promesses n'ayant pas été trompées, on ne tarda pas à abandonner l'inoculation de la variole pour celle de la vaccine qui,

---

1) V. son premier ouvrage intitulé : EDWARD. JENNERII *Disquisitio de causis et effect. variol. vaccin.* 1769.

par son innocuité et ses succès non interrompus, s'est mérité jusqu'à ce jour l'estime et l'approbation des ecclésiastiques, des magistrats, des médecins et de tous les hommes éclairés et de bonne foi.

C'était en Angleterre, que le bienfait porté par Lady *Montagu* avait trouvé le plus de contradicteurs, et ce fut aussi dans le même pays que la découverte de JENNER eut dès son origine un plus grand nombre d'ennemis : par un contraste singulier, les trois royaumes unis de la Grande-Bretagne, qui eussent dû le plus profiter de la vaccine, furent ceux, suivant la remarque de M. JAMES MOORE, son historien, qui en profitèrent le moins, et qui, depuis la publication de son efficacité, eurent le plus de petites véroles, et de petites véroles meurtrières; tandis que dans les états autrichiens et dans le royaume de Danemark, où l'autorité publique, convaincue de cette efficacité, faisait de la vaccination une obligation pour tous les habitants, l'on voyait s'éteindre de jour en jour l'empire de la variole, cette maladie continuait ses ravages en Angleterre : ainsi, il résulte des relevés comparatifs de mortalité, faits à Londres, par les effets destructeurs de la variole, avant la découverte de la vaccine, de 1779 à 1798, et de 1799 à 1818, depuis son introduction, que dans le premier espace de temps, il était mort à Londres trente-huit mille cinquante-six individus, et dans le second, vingt-trois mille deux cent quatre-vingt-quatorze, en sorte que la découverte de JENNER n'aurait produit dans son lieu natal que la conservation de quatorze mille sept cent soixante-deux individus; tandis que nous apprenons des rapports de M. le professeur PUERARI, qu'à Copenhague, la petite vérole n'a enlevé dans cette capitale, depuis l'introduction de la vaccine en 1802, jusqu'en 1811, que cent cinquante huit individus, et depuis 1811 à 1818 inclusivement, pas une seule personne. Je suis persuadé, au zèle avec lequel on vaccinait de toute part, au commencement de ce siècle, dans les diverses contrées qui formaient l'empire français ou qui en dépendaient, que l'on avait partout les mêmes avantages que dans le royaume de Danemarck, ce qui se maintint sans entendre parler ni de petite vérole, ni de varioloïde, ni de nécessité de renouveler l'insertion de la vaccine, jusqu'au rétablissement de la liberté des communications avec l'Angleterre. Depuis lors, la manie de singer les Anglais, d'une part, de l'autre, l'esprit singulier et paradoxal des médecins de ce pays, qu'il est du bon ton d'imiter dans plusieurs autres, ont fait que ce qui avait été jusqu'en 1816 une vérité, n'a plus été une vérité, et que les médecins du continent, comme les gens du monde, ont cru de leur honneur, sous peine de passer pour ignorants, de répéter sans examen, après les docteurs de l'Angleterre et de l'Écosse, qu'il était douteux que la vaccine préservât aussi bien que la variole inoculée, que dans tous les cas, elle ne préservait que pour un temps et qu'il fallait la renouveler; qu'enfin, tout au moins elle permettait l'éruption d'une petite vérole mitigée, nouvel être qu'on décora du nom de *varioloïde*, pour la distinguer de la varicelle. Depuis lors tout fut confondu; les dépôts de vaccine furent négligés; le zèle pour vacciner se ralentit, et le peuple ayant cessé de soumettre ses enfants, soit à l'inoculation, soit à la vaccine, trompé même souvent par l'apparition de la varicelle; surtout, toujours indifférent dans tous les pays aux maux qui sont encore loin de lui, ne tarda pas à éprouver ces épidémies successives de petite vérole, dont nous sommes maintenant les témoins, et que nous espérons démontrer devoir être attribuées plutôt au mauvais esprit de certains médecins, aux préjugés et à l'ignorance de la multitude, qu'au défaut de propriété réellement et à toujours préservative de la vaccine.

En Angleterre et en Écosse, on objecta dès l'origine de cette découverte (et ces objections firent écho partout où il n'y avait ni bonne foi, ni critique), 1.° qu'il n'y avait pas parité entre la vaccine et la petite vérole, et qu'en introduisant dans le corps humain une humeur provenant des animaux, on s'exposait à lui donner de nouvelles maladies, témoins, disait-on, les scrophules qui étaient devenues beaucoup plus fréquentes, depuis l'introduction de cette pratique. Je conviens que la manière d'être du virus vaccin dans son réceptacle diffère beaucoup du bouton variolique; que les symptômes généraux qu'il détermine sont infiniment moindres, et que ce virus ne se communique pas comme le variolique par l'intermède de l'air, et néanmoins il est d'observation qu'il préserve, qu'il détruit la disposition à contracter la petite vérole, chez le très-grand nombre de sujets; or, dans les sciences d'observation, les faits en eux-mêmes suffisent, quoique nous n'en puissions donner l'explication, et nous ne renoncerons pas à nous servir du quinquina, malgré qu'on n'ait pu jusqu'ici assigner la véritable raison des effets curatifs et vraiment spécifiques de cette écorce merveilleuse. Quant aux maladies nouvelles que notre espèce pourra retirer de l'espèce bovine, cette objection sera bien faible pour celui qui considérera que nous nous nourrissons de la chair et du lait des animaux, et que nous nous habillons de leurs dépouilles, sans qu'on ait jamais songé qu'on s'exposât par-là à prendre leurs maladies, ce qui n'est d'ailleurs jamais arrivé depuis qu'on se sert de la vaccine; quant à la multiplication des affections scrophuleuses et autres, loin que cette objection soit fondée, il y aurait au contraire divers exemples dans les écrits des vaccinateurs, qui tendraient à prouver que cette insertion a été très-utile dans diverses maladies de la peau et du système lymphatique.

2.° A l'appui de leur opinion les adversaires de la vaccine ont cité l'exemple des personnes vaccinées que la variole avait pourtant atteintes. A quoi les partisants de la pratique *jennérienne*, au lieu de nier complètement comme l'avaient fait les inoculateurs, et de dire qu'il est faux qu'on puisse avoir la petite vérole deux fois, auraient dû répondre que la chose n'est pas impossible, mais qu'elle est aussi rare que les récidives après la variole naturelle ou inoculée, que le célèbre DE LA CONDAMINE a portées à 50,000, calcul que je crois trop faible, puisque dans la petite sphère de ma pratique, depuis 1787, il s'en est présenté trois cas bien avérés, et que j'en ai lu quelques autres dans les écrits de mes contemporains. Dans une lettre écrite de Vienne, le 5 Février 1820, aux éditeurs de la bibliothèque universelle, M. le docteur DECARRO parle aussi de trois cas de petite vérole secondaire ou après vaccine, mais il assure que depuis le 10 Mai 1799, date de sa première vaccination, c'étaient les seuls qui fussent venus à sa connaissance dans toute l'Autriche. Nous dirons donc qu'il n'est pas impossible que la vaccine ne détruise pas toujours la disposition variolique chez tous les sujets, ce à quoi nous ne pouvons prétendre par aucun moyen : mais si les inoculateurs dans un zèle exagéré pour leur cause, ont trop limité la possibilité des récidives, ou l'ont même niée [1]), nous ne donnerons pas moins de blâme à l'opinion d'un habile médecin de Genève, que nous nommerons bientôt, qui, pour établir qu'il est prudent de se faire inoculer ou vacciner une seconde fois, au choix des personnes, a prétendu, contre l'expérience journalière, que tout homme avait le plus souvent la petite vérole deux fois, et s'est étayé du nom d'auteurs anciens et modernes à qui il a fait tenir un langage que je n'ai pas su retrouver. Au lieu de cet aveu et de ce tempérament, les vaccinateurs ont préféré se retrancher dans leurs réponses vers les défauts de procédés dans la vaccination, c'est-à-dire, les fausses vaccines, et vers des éruptions varioleuses semblables par quelques apparences à la petite vérole franche, mais cependant spécifiquement différentes, qui ont induit et induisent encore en erreur le public et quelques médecins. Ces raisons sont certainement très-bonnes, et l'on ne peut taxer ceux qui les donnent et qui y tiennent fortement, d'aucun intérêt personnel, puisqu'au contraire, il y a infiniment moins de profit pour les médecins dans la pratique de la vaccine, que dans celle de l'inoculation, ou même que dans le traitement de la variole naturelle. Pour moi, je confesse que je fermerais volontairement les yeux à la lumière, si je disais aujourd'hui toute autre chose que ce que j'ai vu. Mais comme on se lasse de tout,

1) V. les traités de MM. Gandoger, Désoteux et Valentin.

et qu'on sent un certain orgueil à résister à l'évidence, il sembla qu'on triomphait en voyant attaqué ce qu'on avait jusqu'alors regardé comme une vérité, et l'on se contenta des attaques, sans attendre de nouvelles preuves, pour devenir au moins indifférent à continuer à propager un préservatif que jusqu'alors on avait regardé comme infaillible. Parti dans l'automne de 1818, d'un pays où l'on y croyait encore, je fus fort étonné, arrivé à Besançon, à Lyon et à Marseille, d'apprendre de la bouche de plusieurs médecins que le relâchement et l'indifférence pour la vaccine égalaient presque actuellement le zèle qu'on avait mis à la propager, d'où commençaient à se manifester divers exemples de petite vérole. A Marseille, surtout, où j'arrivai le 25 Septembre, je trouvai la vaccine discréditée parmi les habitants, et devenue un sujet de doute et de contestation parmi les médecins dont plusieurs étaient déjà entichés de la maxime anglaise, *que la vaccine ne préserve que pour un temps limité, et qu'il faut la renouveller tous les dix à douze ans.* Voici l'extrait d'une lettre que j'écrivis à cette occasion, le 20 Octobre 1818, au comité de la société centrale de vaccine, établi près le ministre de l'intérieur, à Paris. Je fus invité par la commission centrale des Bouches-du-Rhône, à assister à sa séance du 29 Septembre : là, j'appris qu'une demoiselle *Audibert*, qui avait été autrefois vaccinée régulièrement, avait eu dernièrement une maladie qui avait toutes les apparences de la petite vérole ; qu'à l'effet de s'assurer mieux de la nature de ces boutons, on en avait inoculé un enfant vacciné, bien portant, lequel avait eu une éruption dont il était mort le 10.e ou 11.e jour ; que de la matière de cette éruption, on avait inoculé 11 enfants trouvés de l'hôpital, de l'âge de 2 à 4 mois, présents à la séance, avec leurs nourrices. Ces enfants, qui étaient au 3.e jour de cette inoculation, portaient déjà sur les bras des boutons blancs, larges, affaissés, sans aréole, avec quelques autres petits boutons entremêlés. L'un de ces enfants, auquel les insertions, au nombre de quatre, avaient été trop rapprochées, portait en cet endroit un ulcère profond, en suppuration, avec les environs très-enflammés. Tous étaient sans fièvre, mais chétifs, décharnés, et dans un état de souffrance. Les nourrices, qui croyaient qu'on les avait vaccinés, accusaient hautement la vaccine d'avoir altéré la santé de leurs nourrissons qui se portaient bien auparavant, ce qui ne fut pas contesté par les membres du comité. Après la séance, le médecin en chef de l'hôpital nous conduisit tous dans une salle où était couchée une fille de 15 à 16 ans, ayant été vaccinée, et se trouvant attaquée d'une maladie éruptive qui laissait des doutes : cette fille dont il était fort question en ville, avait le visage, le cou et la poitrine absolument intacts, et les autres parties du corps couvertes d'une grosse milliaire, dure, à grains extrêmement rapprochés. Je me rendis de là à la ville de Martigues, où la rumeur publique établissait la petite vérole chez les vaccinés; j'y visitai ceux que j'avais opérés dix ans auparavant, et l'on fut même surpris dans cette ville du bruit qui avait couru, car il n'y avait point de variolés. Quelques maladies éruptives s'étaient montrées dans une vallée, à deux lieues de distance, nommée *Planfossan*, où un vaccinateur ambulant avait opéré par des mèches plusieurs années auparavant, mais on n'en connaissait pas la nature. — De retour à Marseille, le 6 Octobre, je me rendis seul à l'hôpital, pour y visiter de nouveau la fille ci-dessus et les enfants en expérience : je fus accompagné dans ma visite par M. le docteur Ducros, alors premier chirurgien interne; l'éruption de la fille adulte avait presque totalement disparu, à part quelques boutons entièrement secs : celle des pauvres petits enfants n'était plus simplement locale, mais ils portaient sur le dos des croûtes semblables à la teigne, de la largeur d'une pièce d'un franc, de l'épaisseur d'une ligne, éparses et sans inflammation; les premiers boutons suppuraient encore, et ces infortunés qui ne pouvaient pas soutenir leur tête, étaient plus chétifs et plus maigres que lorsque je les avais vus pour la première fois etc.

Ces faits eussent dû suffire pour convaincre de la non-identité de ces éruptions avec la variole franche; mais le public n'est pas facilement détrompé une fois qu'il est prévenu; ils ne s'étaient pas moins montrés à Paris, où on les avait analysés avec soin, ce qui n'empêcha pas un médecin de cette ville, M. Chambon, de lire dans la séance du 31 Janvier 1819, de l'académie des sciences, un mémoire où il affirme que la petite vérole peut être contractée après vaccine, et avec autant de facilité que sans avoir été vacciné; que cette maladie n'est pas plus bénigne, malgré l'influence de la vaccine, et qu'il y a même eu des accidents mortels; que la vaccination est suivie de maladies pour le moins aussi graves que celles qu'on reproche à l'inoculation de la variole, témoin *la gale vaccinale,* et que d'ailleurs on peut remédier aux inconvénients publics et particuliers de l'inoculation. — Il est vrai que l'auteur de ces imputations si palpablement absurdes, a été interrompu dans sa lecture par une rumeur générale, qui ne lui a pas permis de la continuer. Mais il n'était pas seul dans une ville, où le prétendu magnétisme animal et le somnambulisme, viennent de trouver parmi ses docteurs, 35 adhérents, et le mal était fait: l'inoculation que la vaccination avait fait abandonner, puis la dépréciation de celle-ci; l'idée populaire que la variole est une dépuration des humeurs, et l'indifférence de la multitude pour tous les maux à venir, multiplièrent successivement le nombre des sujets propres à être infectés, de manière que bientôt après se manifestèrent des épidémies varioliques, à Paris, comme dans d'autres villes de France, en Savoie, dans le canton de Genève et ailleurs, comme il s'en était manifesté en Angleterre et en Écosse, chefs-lieux de la résistance aux bienfaits de la découverte *jennérienne*. Il faut ajouter aux effets de cet esprit ténébreux qui l'emporte presque toujours sur celui de lumière, que l'on n'a pas fait attention que durant le règne de la variole se manifestent, comme par une provocation, divers exanthèmes qui ne sont pas cette maladie, et que le commun des hommes et ceux qui sont prévenus, confondent avec elle; que d'ailleurs la sortie de plusieurs exanthèmes est souvent une suite nécessaire de la constitution chaude et humide de l'air; or, ce mélange et cette confusion de quelques varioles sporadiques avec d'autres accidents, les font bientôt transformer par la renommée en épidémies graves qui affectent tant les vaccinés que les non-vaccinés. En vain alors, parmi les médecins, les uns parlent-ils de *varicelles*, les autres de petites véroles mitigées par la vaccine, et qui ne sont pas dangereuses, ce qui doit encore la faire pratiquer, la confiance est perdue; car, en ceci, comme en bien d'autres choses, le peuple, toujours trop exigeant, demande *tout* ou *rien.*

J'espère pouvoir donner dans le courant de cet ouvrage des preuves incontestables que telle a été la marche des événements pour le sujet que je traite, prises dans le pays ou j'écris, et où, depuis 18 à 20 ans, jusque dans l'été de 1825, où la variole a été apportée des contrées voisines, l'on n'avait pas eu d'exemples de petite vérole. Voyons en attendant ce qui se passe dans les pays étrangers. Je lis dans un mémoire très-bien écrit, de M. le docteur Coindet, de Genève, intitulé : *Considérations sur les maladies varioleuses qui succèdent à l'inoculation de la petite vérole, et à celle de la vaccine,* insérées dans la bibliothèque universelle de cette ville (tome 29, p. 278 et suiv. et tome 30, p. 134 et suiv.), après la description d'une épidémie variolique observée récemment dans la ville de Lyon et aux environs de Genève, l'aveu formel fait par cet auteur et par plusieurs médecins distingués, établis à *Carrouge*, *Chesne* et *Lancy;* que le tiers, peut-être même la moitié des enfants nés depuis 1820 dans le canton, et qu'une fraction assez considérable de ceux qui sont nés antérieurement, n'avaient été ni inoculés, ni vaccinés. L'on ne pouvait donc pas se plaindre s'il y a eu des petites véroles, et c'était dans un champ où tout le monde aurait été inoculé ou vacciné, que tant M. Coindet que M. Thomson, d'Edimbourg, qu'il a cité, et dont je parlerai plus bas, auraient dû faire leurs observations, pour établir définitivement comme ils l'ont fait, et comme la trompette des novateurs l'a répété, *que la puissance de la vaccine, non plus que celle de l'inocu-*

lation n'est pas infaillible pour empêcher les récidives, qu'il est prudent de revenir à ces précautions au bout de quelques années, et que toutefois ils avouent que ces récidives sont beaucoup moins redoutables, d'où résulte qu'il est toujours prudent de recourir à ces procédés. M. COINDET eût bien fait aussi, pour nous mettre à même de juger de la véritable nature de ces récidives sur les inoculés ou les vaccinés, d'en donner des descriptions détaillées; nous aurions vu alors si, de même que nous l'avons observé dans ce pays, ce n'étaient pas des éruptions cutanées, appartenant à la petite vérole volante, soit à quelques-unes des espèces de varicelles dont nous parlerons, provoquées par la vapeur émanée du corps des variolés, et par d'autres circonstances. Mais un autre médecin du canton de Genève, qui a observé la même épidémie, M. DUFRESNE, nous a mis sur la voie par ses descriptions, où nous avons reconnu les caractères de la varicelle pure et simple, dont ce médecin croit avoir observé quelques exemples de contagion[1]).

Ce triage de la petite vérole franche, arrivée à ceux qui n'avaient jamais été soumis à aucun préservatif, d'avec les diverses variétés de petite vérole bâtarde, qui se montrent dans une épidémie, sera encore mieux fait par l'exposé des observations faites par le docteur THOMSON dans l'épidémie qui fit tant de ravages en Écosse, pendant les années 1818, 1819 et 1820, consignées dans le mémoire de M. COINDET, et dans l'écrit du médecin écossais, intitulé : *Esquisse historique des opinions entretenues par les médecins sur la variété et la contagion sé-*

---

1) V. la bibliothèque ci-dessus, tome 28, p. 239 et 317.

condaire de la petite vérole etc.; écrit dans lequel l'auteur cherche à établir que la petite vérole vraie, la petite vérole bâtarde, la petite vérole volante ne sont que les variétés d'une seule et même maladie, produites par les différences de tempéraments individuels, par l'état de l'atmosphère, la situation du malade, le traitement ou le mode de communication de la maladie. Nouveau système des maladies exanthématiques qu'a cherché à répandre en France un écrivain de Paris, nommé M. Amédé Pichot, dans une brochure intitulée : *Opinion des médecins d'Édimbourg, sur la petite vérole et la vaccine*, en faisant assaisonner ces idées subversives de tout ce que l'expérience avait établi, du sel attique de l'un des ingénieux rédacteurs du journal *des débats* (n.° des 8 et 9 Novembre 1825), lequel devrait réserver son esprit pour une critique mieux fondée et plus utile à l'humanité.

« L'attention des médecins écossais, dit M. Thomson, fut d'abord attirée par l'occasion qu'ils eurent d'observer sur des enfants non-vaccinés, les effets produits par l'inoculation d'une varicelle qui paraissait véritable. Le virus fut pris sur le fils du docteur Hennem; la maladie dont il était atteint, précédée par beaucoup de fièvre, conserva pendant tout son cours la forme vésiculaire; les boutons ouverts ou desséchés vers la fin du quatrième jour, ne laissèrent à leur place qu'une surface écailleuse, et jamais de tubercules, de pustules, ni de croûtes cornées. Le sixième jour, l'éruption avait disparu, au point qu'alors il eût été difficile de désigner la maladie à laquelle cet enfant venait d'échapper : en un mot, les médecins les plus expérimentés n'eussent pu désirer un

« exemple plus frappant du genre d'éruption qu'ils « ont considéré comme constituant la varicelle « franche. Des six enfants auxquels on inocula le « virus pris sur le jeune HENNEM, quatre furent at- « teints d'une éruption d'abord vésiculaire, puis lé- « gèrement pustuleuse, dont le cours fut moins « long que celui de la petite vérole inoculée. Les « boutons qui couvrirent le corps des deux autres « enfants, revêtirent sur la fin, l'aspect variolique.

« La nature du virus auquel on devait ces érup- « tions paraissait si bien constatée, qu'on les con- « sidéra comme des cas de varicelle très-agravée, « et cette opinion acquit d'autant plus de consis- « tance, que des sept personnes qui, dormant dans « les chambres de ces enfants, furent atteintes de la « contagion, *quatre avaient déjà eu la petite vérole.*

« L'épidémie à laquelle on devait le cas du jeune « HENNEM ne tarda pas à se propager, et parut en « même temps en un grand nombre de lieux assez « éloignés les uns des autres ; elle prit un caractère « dont nous allons faire connaître les traits les plus « saillants, en la considérant successivement chez « des individus qui n'avaient été soumis ni à l'ino- « culation, ni à la vaccination, puis chez ceux qui « avaient subi l'une ou l'autre de ces opérations.

« Les malades de la première classe ont générale- « ment éprouvé une fièvre très-forte pendant les « trois ou quatre jours qui précédèrent la sortie des « boutons. Cette fièvre n'offrait aucun symptôme « qui permît de pronostiquer si l'éruption serait de « nature bénigne ou maligne, vésiculaire ou pus- « tuleuse. L'éruption a présenté les innombrables va- « riétés de la variole décrites par les auteurs ; et « telle était la violence de la maladie, que sur

« deux cent quarante individus compris dans cette « section, *plus d'un quart a succombé.*

« La seconde classe comprend soixante et onze « individus atteints par l'épidémie, et qui, à une « époque plus ou moins éloignée, avaient eu la pe- « tite vérole naturelle ou inoculée; chez le plus « grand nombre, la fièvre éruptive fut violente; « l'éruption, varicelleuse; quelquefois cependant les « boutons ressemblaient à ceux de la variole dis- « crète ou confluente : de ce nombre, *deux sont* « *morts.*

« Quoique vaccinées, beaucoup de personnes éprou- « vèrent les atteintes de la contagion. L'intervalle « compris entre la vaccination et l'attaque de petite « vérole sécondaire, a varié du terme de quinze ans « à celui d'un petit nombre de jours : aucun fait n'a « confirmé la supposition récemment émise, *que le* « *pouvoir modificateur de la vaccine s'affaiblit ou se* « *perd avec le temps.* Tout au contraire, l'épidémie « a principalement attaqué les enfants vaccinés qui « n'avaient pas encore atteint leur dixième année; « avec l'âge, la constitution s'est évidemment forti- « fiée contre l'invasion de ce fléau. La fièvre éruptive « était analogue à celle des deux autres classes, et « quelquefois elle a été prise pour *une fièvre maligne* « *inflammatoire, qui, dans le même temps, régnait* « *aussi épidémiquement.* Cette fièvre a presque tou- « jours cessé au moment même de l'apparition des « boutons, et peu de malades ont été retenus au « lit. Chez quelques individus, elle n'a été suivie « d'aucune éruption; chez plusieurs, il n'y a eu « qu'une seule vésicule ou une seule pustule. La « sortie des boutons a été fort souvent précédée « d'une rougeur passagère de la peau, *ce qui*

« *pouvait faire croire à un commencement de rougeole.*

« L'éruption s'est toujours faite par des papules « qui quelquefois disparaissaient sans changer de « nature, mais qui se convertissaient le plus sou« vent en pustules ou en vésicules. Ces papules, de « couleur rouge, semblables, au toucher, à de pe« tits corps durs et ronds, se transformaient ordi« nairement au bout de quelques heures, en des « vésicules transparentes contenant un fluide lim« pide. Dans une variété de la maladie, ces bou« tons ne passaient point à l'état de pustules; ils « s'ouvraient du troisième au quatrième jour, ré« pendaient un liquide laiteux, se desséchaient, « tombaient, et ne laissaient à leur place qu'une « surface écailleuse, en un mot, *cette affection cor« respondait exactement aux descriptions les plus « authentiques de la variole bénigne.*

« Dans une autre variété, les vésicules revêtaient « graduellement la forme pustuleuse: ce change« ment s'opérait entre le troisième et le cinquième « jour; au bout de 48 heures, elles se desséchaient, « puis tombaient sans laisser de dépression à la « peau. Ainsi, pendant le cours de cette affection « mixte, les boutons ont graduellement perdu l'as« pect de la varicelle, pour prendre celui de la va« riole pustuleuse ou vésiculaire. Dans son principe, « elle présentait le plus souvent vers la fin, le ca« ractère de la petite vérole distincte, dont elle « différait pourtant par la petitesse des boutons, et « le fluide laiteux qu'ils contenaient. Il était impos« sible de prévoir si l'éruption, d'abord vésiculaire, « conserverait cette forme pendant tout son cours, « ou deviendrait pustuleuse. Quelquefois même on

« a vu une partie des boutons seulement subir cette « métamorphose. Chez plus d'un individu, la pus- « tule varioleuse entourée d'une aréole inflamma- « toire, ressemblait, on ne peut plus, *aux vésicules* « *produites par le virus vaccin, et cette ressem-* « *blance subsistait même pendant la période de* « *dessèchement.* — L'éruption se montrait d'abord à « la face et aux parties supérieures; elle s'étendait « ensuite aux extrémités; dans quelques cas rares, « on la vit envahir au même instant toute la sur- « face du corps. Sur le plus grand nombre des in- « dividus vaccinés, atteints par cette épidémie, la « sortie des boutons s'est faite par irruptions suc- « cessives qui ont quelquefois paru même après le « cinquième jour. Dans les cas les plus graves, « cette circonstance a nécessairement prolongé la « durée de la fièvre éruptive, et c'est par suite de « ce phénomène que l'on a pu obtenir, en même « temps, sur le corps d'un même individu, la sin- « gulière réunion de papules, de vésicules et de « pustules, à des degrés très-différents de maturité. « La forme des boutons et leur volume ont consi- « dérablement varié, ainsi qu'on l'observe d'ail- « leurs dans la petite vérole naturelle. Sur la face, « les pustules ont rarement atteint leur maturité « avant le cinquième ou le sixième jour; sur le « tronc, avant le septième ou le huitième, et aux « extrémités avant le huitième ou le neuvième; « quelquefois même, principalement sur les doigts « et les orteils, cette maturité a été retardée jus- « qu'au vingtième jour. Dans quelques cas rares, « leur chûte était suivie d'élévations tuberculeuses « ou de dépressions permanentes. Quelques malades « plus gravement atteints, ont souffert de fièvre

« secondaire, de gonflement de la face, de salivation et d'inflammation de la gorge; cependant ces symptômes ont rarement été de longue durée, et le malade a promptement recouvré un degré de vigueur et de santé, *bien différent de celui qui succède à une convalescence de petite vérole naturelle.* Un septième environ des individus compris dans cette dernière classe ont souffert de nouveau de l'épidémie varioleuse. Chez les uns, la première attaque avait l'aspect de la variole, et la seconde celui de la varicelle; chez d'autres, c'était l'inverse; enfin dans plusieurs cas, l'une et l'autre attaque avaient affecté la forme de la variole ou celle de la varicelle. *Une jeune fille a été atteinte trois fois;* les deux dernières éruptions, de nature pustuleuse, eurent lieu à dix-huit mois d'intervalle. *Quatre-vingt-quatre individus composent cette section*, un seul a succombé. Il est digne de remarque qu'un grand nombre d'entre eux s'étaient déjà *soumis à l'inoculation, et exposés à la contagion de la petite vérole*, sans en avoir éprouvé d'effets appréciables. »

J'ai copié exprès tout ce passage de la relation de M. Thomson, parce que c'est là la principale autorité dont s'appuient ceux qui veulent retrancher de la confiance qu'on avait eue à la vaccine, et pour qu'un chacun soit en état de juger si cette confiance partait autant que le disent les auteurs de mémoires récemment publiés, ainsi que leurs serviles échos, uniquement d'un esprit prévenu et d'une opinion préconçue. J'ai souligné quelques passages principaux, et en soumettant cette rélation à l'analyse, on ne pourra s'empêcher de remarquer :

1.° Que déjà les propres observations du médecin

écossais le forcent de convenir contre ses propres compatriotes, qu'il n'est pas vrai que le pouvoir de la vaccine soit modifié, ou se perde avec le temps; et qu'il soit besoin de la renouveler.

2.° Que rien ne s'oppose à ce qu'il y ait eu une épidémie de petite vérole parmi les sujets non-inoculés ou non-vaccinés, à laquelle plus d'un quart ont succombé, mais que très-certainement, ce n'était point là la maladie du jeune HENNEM, ni celle des enfants à qui celle-ci a été communiquée.

3.° Que rien ne s'oppose non plus à ce qu'il règnât en même temps une fièvre éruptive dont pouvaient être affligés tant ceux qui n'avaient pas été inoculés ou vaccinés, ou qui n'avaient pas eu la petite vérole naturelle, que ceux qui avaient été préservés; mais que les praticiens observateurs peuvent affirmer contre l'énoncé de THOMSON, qu'il n'est pas vrai que les caractères de cet exanthême soient *exactement ceux de la petite vérole bénigne.* Il est d'ailleurs jusqu'ici inouï que la variole puisse récidiver plusieurs fois en très-peu de temps, circonstance qui suffirait à elle seule pour prouver que cet exanthême n'était effectivement qu'une éruption *varicelleuse*, semblable à de pareilles que nous avons vues et que nous décrirons plus tard, lesquelles peuvent effectivement reparaître plusieurs fois.

4.° Qu'il n'est pas moins conforme à l'expérience de voir règner des épidémies de petites véroles volantes ou varicelles, vésiculeuses, pustuleuses, verruqueuses, bulbeuses, et de toute autre variété, précédées et accompagnées de fièvre violente, qu'on a pu prendre quelquefois pour une petite vérole franche, ce qui a induit en erreur pour les conséquences; exanthêmes dont la matière a pu être communiquée, et devenir fâcheuse à cause de sa virulence, comme l'on en a vu un exemple dans les expériences de Marseille; maladies enfin auxquelles il n'est pas impossible de succomber si elles sont traitées inconsidérément.

5.° Quant à la conclusion qu'ont tiré l'auteur et ses adhérents de la description précédente, savoir : *qu'il n'y a qu'une seule maladie varioleuse qui diffère suivant les circonstances*, l'on verra dans le cours de cet ouvrage, dans quel sens cette proposition peut avoir quelque vérité, mais que ce n'est pas dans celui de MM. Thomson, Coindet, Pichot et autres; puisqu'il y a réellement une variole *sui generis* qu'il importe à l'hygiène publique de signaler, et des maladies d'une apparence varioleuse, infiniment moins dangereuses, dont ni la vaccine, ni la petite vérole naturelle, ni l'inoculation ne préservent, tandis qu'elles préservent réellement de la première, sauf les exceptions appartenant aux idiosyncrasies, assertion dont, suivant moi, le mémoire même de M. Thomson est une preuve.

6.° Enfin nous pouvons même supposer que toutes les éruptions sous forme varioleuse ne sont pas encore connues de tous les médecins, et que par le mélange des habitants du nouveau monde avec ceux de l'ancien, il peut se montrer de nouveaux exanthêmes même plus virulents que ceux qui sont connus : c'est dans ce sens que j'entends la narration qui a été faite à la société de médecine de Marseille, par un de ses correspondants de New-Yorck, M. Félix Pascalis, d'une maladie éruptive dont Philadelphie et New-Yorck ont beaucoup souffert pendant plus d'un an, désignée sous le nom de *varioloïde* : « on la croit, dit l'auteur, une modification de la petite vérole; elle en diffère cependant par l'éruption particulière qui est plus tuberculeuse que purulente et qui ne dure pas si long-temps; mais la fièvre éruptive est très-violente, et dure quatre jours. Elle survient malgré la vaccine, et à Philadelphie elle a été même mortelle chez des sujets qui avaient été inoculés de petite vérole; enfin, celle-ci a existé simultanément. J'en ai traité un cas terrible sur une jeune fille anglaise, qui avait été vaccinée en Angleterre à l'âge d'un mois, par un médecin associé à JENNER, et je ne suis pas le seul qui aie été témoin de semblables faits; il paraîtrait que cet exanthême résulte du virus variolique, car je l'ai probablement communiqué à mon fils unique, à cause de mes visites fréquentes à plusieurs variolés[1]) etc. »

Avec le secours de l'érudition, nous nous proposons de faire voir qu'encore ici, il n'y a rien de confus, ni d'extraordinaire, et que de toute manière c'est une concession bien inutile que font les adversaires de la vaccine de lui accorder, *que la variole qui survient après est du moins toujours bénigne; que d'ailleurs cet accident n'arriva dans les épidémies les plus violentes qu'à un individu sur cent qui auraient été bien vaccinés, et à un sur des millions (comput exagéré), dans les cas ordinaires; qu'enfin, les cas de mortalité après vaccine, ne sont respectivement à ceux de la variole naturelle, que comme un à cent vingt-un, dans les épidémies même les plus graves.* Nous le disons avec franchise, nous ne connaissons encore jusqu'ici aucun fait bien positif qui ait pu motiver ce calcul qui laisserait encore des chances très-fâcheuses

1) Exposé des travaux de la société royale de médecine de Marseille, années 1824 et 1825, p. 20-21.

aux vaccinés; mais, pour faire voir à notre tour qu'il ne repose que sur une confusion de maladies, sur une opinion préconçue, nous devons, à l'opposé de nos adversaires, donner des descriptions naturelles, d'abord de la variole franche, puis des diverses espèces de varicelles, afin qu'on puisse comparer et juger.

CHAPITRE II.

Description de la petite vérole franche.

Il y a toujours dans cette maladie quatre périodes bien caractérisées; celles d'invasion, d'éruption, de suppuration et de dessiccation.

Période d'*invasion*, dont la durée est ordinairement *de trois jours et demi* dans la variole régulière et bénigne : elle commence rarement le matin, mais le plus souvent dans l'après midi, où elle débute par des lassitudes inusitées, par une humeur morose et de l'inquiétude sans motif; puis, douleur au creux de l'estomac, qui augmente par la pression, nausées, envies de vomir, même vomissements; la nuit suivante, sommeil prolongé, chez les enfants, et terreurs pendant le sommeil; horripilations, frissons, remplacés par la chaleur; rougeur de la face alternant avec la pâleur; pesanteur de tête, surtout sur le derrière; douleur du cou, du dos, des lombes, qui s'étend successivement aux aisselles, à la poitrine et aux membres; assoupissement, grincement de dents, et souvent des convulsions chez les enfants; chez les adultes, insomnie, sueurs extraordinaires, sécheresse de la bouche, soif, douleur à la gorge, enrouement; rémission de tous ces symptômes chaque matin, mais qui dure peu, et à laquelle succède bientôt un nouveau frisson plus fort que le premier, suivi d'une plus grande chaleur et d'une fièvre très-manifeste.

Le pouls est ordinairement plus fréquent dès la première heure de l'invasion, mais mou, à moins de plénitude; la langue est recouverte d'un léger enduit muqueux, sans augmentation de rougeur, sauf quelquefois à sa pointe et sur ses bords. Selles le plus souvent supprimées, et dans quelques cas, au contraire, plus fréquentes, plus liquides, et se rendant avec tenesme. L'urine devient trouble, blanchâtre ou jaunâtre, peu après avoir été rendue, et dépose un sédiment furfuracé. La sueur, chez les adultes, et l'haleine chez les enfants, commencent à répandre cette odeur ingrate, d'une nature particulière, propre à la petite vérole. A mesure qu'on approche du moment de l'éruption, la fièvre est plus forte, la douleur de dos augmente, et avec elle la douleur et pesanteur de tête, ainsi que de tout le corps. Prurit des narines; yeux rouges, brillants et larmoyants par intervalle; vive rougeur des joues et des gencives; gonflement du visage et retour à l'état naturel; par fois, légère hémorrhagie nazale, et chez les filles adultes, écoulement anticipé des menstrues; augmentation d'inquiétude et de chaleur devenue très-incommode par le séjour au lit; picotement par tout le corps, tension et rougeur souvent vive et luisante de toute la surface de la peau.

Période d'*éruption* : C'est à la suite de ce dernier symptôme, que dans la matinée du quatrième jour, l'on commence a découvrir au visage, de petits points rouges, circulaires, un peu élevés vers le milieu, un peu durs; ils occupent surtout la lèvre supérieure, le pourtour des ailes du nez et du menton; on les voit ensuite pareillement au cou, puis à la poitrine, plus tard aux membres et au tronc, à moins d'un ordre renversé, ce qui est extrêmement rare. L'éruption commencée, le nombre des points ou pustules (car ce sont des pustules) va en augmentant pendant deux jours; les premières sorties s'élargissent vers leur base, et laissent apercevoir à leur centre une vésicule d'abord remplie d'une humeur séreuse et limpide, bientôt trouble et d'un blanc jaunâtre, laquelle vésicule présente le plus souvent à son sommet une *fossette* ou dépression. Dès lors, la fièvre diminue et cesse même entièrement chez la plupart des enfants : chez les adultes, l'éruption est très-souvent accompagnée d'abondantes sueurs et d'un mal de gorge plus ou moins intense. Semblables à des bourgeons qui se développent à vue d'œil, dès l'instant de leur sortie, les boutons varioliques ne cessent pas de rougir et de grossir, de se rapprocher par là l'un de l'autre, ce qui fait tendre la peau, et lui donne un aspect inflammatoire, pour peu qu'ils soient confluents sur le visage; les paupières s'enflent et s'agglutinent l'une vers l'autre, dès le troisième ou quatrième jour de l'éruption, septième ou huitième de la maladie, à dater de l'invasion : les autres parties du visage sont également enflées et tendues, offrant une surface rouge et luisante, de manière à altérer tous les traits et à rendre quelquefois la personne méconnaissable; la tête entière est en même temps lourde et douloureuse, à tel point qu'à peine le malade peut-il la soulever et la remuer.

Période de *suppuration :* ayant acquis la grosseur qu'ils doivent avoir, et qui peut s'étendre jusqu'au volume d'un gros pois, les boutons varioliques se remplissent d'une humeur opaque et puriforme, *ce qui commence ordinairement pour les premiers boutons, vers le huitième jour de la maladie :* à cette époque, qui est la plus dangereuse, se déclarent de nouveaux symptômes : 1.° les endroits, où il y a le plus de pustules, deviennent plus enflés, plus rouges, et plus douloureux; 2.° la fièvre qui avait cessé s'allume et s'annonce par un nouveau frisson suivi de chaleur, douleur de tête, difficulté de respirer, soif, avec pouls dur et fréquent, quelquefois même avec assoupissement et délire; 3.° les mains s'enflent d'ordinaire chez les enfants, et les adultes sont communément tourmentés d'une salivation abondante et fort incommode, qui les empêche de reposer et qui est accompagnée d'enrouement, quelquefois de menace de suffocation, de douleur et de puanteur insupportable pour le malade et les assistants; 4.° les urines sont troubles et puriformes, et les selles qui sont communément liquides chez les enfants, sont le plus souvent dures ou supprimées, chez les adultes; 5.° ce sont naturellement les boutons qui ont paru les premiers, qui entrent aussi les premiers en suppuration, et ainsi successivement; par conséquent, ce sont d'abord ceux du visage, puis du cou, de la poitrine, puis des mains, des bras, du tronc, ensuite ceux des pieds et des orteils, lesquels, ayant été les derniers dans l'ordre de l'éruption, sont aussi les derniers à atteindre leur maturité. En même temps, à mesure que chaque pustule se remplit d'un pus blanc-jaunâtre et épais, elle perd aussi sa forme, sa fossette et son aréole, et devient pointue.

Période de *dessication :* au deuxième jour de la formation de cette pointe, on voit à son sommet un point plus obscur produit par le déchirement de l'épiderme qui donne issue à une matière mucoso-purulente, laquelle fait croûte aussitôt qu'elle éprouve le contact de l'air. Cette croûte, d'abord jaunâtre, va en s'étendant, et prend bientôt une couleur d'un brun noirâtre, puis elle tombe, pour être remplacée par une nouvelle; puis le bouton se durcit et tombe lui-même tout entier, laissant à la place qu'il occupait une trace profonde, un peu livide, surtout aux endroits où les pustules ont été confluentes, et principalement au nez et au menton; la dessication commence d'abord au visage, et suit successivement l'ordre d'éruption et de suppuration décrit ci-dessus, et en même temps qu'elle s'opère, la peau, qui était restée tendue, se relâche de toute part. Cette période dure ordinairement de trois à six jours, et quelquefois même plus long-temps si l'on a égard à la lenteur avec laquelle tombent les boutons placés aux extrémités du corps.

Ainsi, la durée totale des quatre périodes qui constituent la petite vérole bénigne est ordinairement de *seize jours*, sans compter la convalescence qui a la même durée et qui se signale par une couleur de la peau, plus rouge que dans l'état de santé, et durant laquelle l'expérience a prouvé que l'humeur de la transpiration peut encore propager la contagion. Toutefois, Gandoger rapporte d'après Dimsdale quelques exemples de petite vérole dite de *courte espèce*, où la maladie n'aurait duré que de six, huit à dix jours, et quelques autres, où elle se serait prolongée, à cause d'une *seconde poussée de boutons*, au quatorzième jour[1]); mais ces anomalies ou irrégularités, dont je donnerai quelques exemples,

1) V. traité de l'inoculation, p. 330, 417 et 438.

sont très-rares, et appartiennent plus souvent à l'inoculation, qu'à la petite vérole naturelle.

Ce n'est pas non plus toujours par des boutons réguliers, tels que ceux que j'ai décrits, que se manifeste la petite vérole : nous avons observé des cas de petite vérole *vésiculaire*, et de petite vérole *verruqueuse*, dont parlent divers auteurs : la première consiste en vessies pâles, plattes, superficielles, avec une dépression au centre, dans quelques-unes, contenant une matière séreuse qui s'absorbe le plus souvent et qui les fait paraître vuides, ou seulement un sang livide et fluide; ces vésicules s'élargissent, et en se réunissant à leurs voisines, elles parviennent à couvrir des places entières à qui elles donnent une couleur sombre du plus mauvais augure. La seconde espèce où la *verruqueuse* se compose de bulbes durs comme leur nom le porte, et ne contenant aucun liquide; ni les uns, ni les autres de ces boutons ne parviennent jamais à l'état de maturité et de suppuration de la petite vérole régulière, et leur chute, qui se fait très-lentement, quand le malade guérit, laisse la peau beaucoup plus endommagée que dans les cas ordinaires. Mais, ce qui suffit à prouver qu'il n'y a aucune parité entre cette petite vérole et les exanthêmes vésiculaires que M. Thomson a décrits à l'occasion de l'épidémie d'Édimbourg, et qui se montraient dès les premiers jours de la fièvre, c'est qu'ici, l'éruption est fort tardive et se fait au milieu de l'abattement du corps et de l'esprit, avec absence de soif et de chaleur, un pouls languissant, vite, tremblotant, c'est-à-dire, au milieu de tous les symptômes d'une fièvre putride ou maligne qui met le plus souvent les jours du malade en danger.

Faisons remarquer, avant de finir ce chapitre, que dans la première période, il y a beaucoup de choses communes à la petite vérole, à la varicelle et à la rougeole : la fièvre plus ou moins vive, la douleur de tête, l'inquiétude, la toux, les envies de vomir, précèdent ordinairement la sortie de tous les exanthêmes; la rougeur de la peau, précède aussi, avant qu'on sache quelle sera l'éruption; elle est même plus vive avant la rougeole, et une espèce de varicelle que je décrirai plus loin; mais, comme l'avait déjà observé RHASÉS, la douleur de dos est plus particulière à la variole. Nous voyons aussi que dans la varicelle à gros grains, les doigts des mains et des pieds sont les derniers à se dépouiller; en sorte, qu'ainsi que chacun peut en juger, ce n'est pas par un seul signe qu'on doit estimer la présence de la petite vérole franche, mais par l'ensemble de tous les symptômes et de tous les signes.

CHAPITRE III.

De l'origine de la petite vérole franche, de sa nature et de celles des maladies varioleuses, en général.

Cet ouvrage étant destiné à tous les lecteurs, je n'ai pu avoir le dessein d'y montrer une érudition superflue : cependant, de même que la connaissance de l'histoire des sociétés humaines nous est nécessaire pour apprécier à leur juste valeur les hommes et les choses, de même aussi convient-il d'avoir une idée de l'origine et de la nature des maladies, pour n'être pas victimes de l'ignorance de ceux à qui nous confions le soin de nos santés : c'est pour cette fin que je vais mettre mon lecteur au fait de ce que nous avons de plus sensé sur les maladies dites *varioleuses.*

Il y a certainement eu de tous les temps et il y en aura toujours, quoique nous fassions, des maladies exanthématiques (fleurs, efflorescence qui sort) ; mais l'on verra bientôt que la terrible petite vérole franche n'a pas toujours existé, qu'elle est de nouvelle formation, et que par conséquent il est faux que tout homme soit condamné à l'avoir une fois dans sa vie, et qu'elle soit une dépuration utile et même nécessaire ; non-seulement la variole, telle que nous venons de la décrire, n'existe que depuis 14 siècles environ, ce qui est un bien court espace depuis l'existence du genre humain ; mais encore il est un grand nombre de personnes sur lesquelles elle n'a aucune prise, quoique vivant dans l'athmosphère où elle règne.

Nous ne trouvons rien, en effet, chez les médecins grecs, qui puisse se rapporter à notre maladie actuelle : ceux qui veulent que les anciens aient tout connu supposent qu'Hippocrate a fait mention de la variole, lorsqu'il parle dans ses maladies populaires d'éruptions épidémiques chez les enfants, qu'il désigne par le mot *sanies in cute;* qu'il en a fait connaître les variétés dans ses aphorismes, sous les noms d'*impetigo*, *vitiligo*, *pustulæ ulcerosæ*, *seps*, *papulæ parvæ* etc. ; qu'enfin, toutes les fois qu'il parle de *pustulæ febricosæ*, de *pustulata febricula*, de *febriculæ pustulosæ*, dénominations dont il se sert souvent, comme pour exprimer des accidents ordinaires dans les saisons chaudes et humides, il a entendu parler de notre petite vérole : mais, de bonne foi, peut-on s'imaginer que le divin vieillard, dont les descriptions sont si exactes lorsqu'il s'agit d'une épidémie grave, se soit contenté de passer si légèrement sur une maladie des plus remarquables et des mieux caractérisées; qu'il ait pu passer sous silence des particularités telles que la fièvre d'éruption, la fièvre de suppuration, l'enflure des mains chez les enfants, la salivation chez les adultes, les marques, les difformités, les mutilations etc. etc.? et n'est-il pas évident qu'il n'a eu en vue que de mentionner des éruptions passagères auxquelles l'enfance et l'adolescence sont sujettes, et que ses *pustules purulentes* peuvent tout au plus s'appliquer à ce que nous entendons aujourd'hui sous le nom de *varicelle*, exanthême qui a effectivement existé de tous les temps? Celse, qui a parlé de tous les maux décrits ou connus à son époque, a consacré un chapitre aux divers genres de pustules, dont plusieurs, dit-il, arrivent au printemps, et sont nommées par les Grecs *exanthêmes* : « il en est qui ressemblent à ces bulles et à ces tubercules qui se montrent sur le visage des jeunes gens; (*Vari*, *Jonthos*, *Anthos*); d'autres sont plus grosses, et il en est de diverses couleurs, de pâles, de livides, de noires, contenant une humeur qui, lorsque la pustule s'ouvre, laisse la chair à découvert, et même ulcerée (phlictenes ulcérées des Grecs); pustules purulentes des enfants, qui ne se montrent guère que dans les parties supérieures du corps; pustules des enfants à la mamelle, pour lesquelles il faut faire prendre des remèdes aux nourrices; pustules *épinuktis*, noires, livides, grisâtres, s'élevant pendant la nuit sur les parties supérieures du corps (qu'on peut rapporter à la pustule maligne[1]). » Or, il n'est pas vraisemblable que CELSE eût oublié la pustule variolique, si elle eût existé de son temps. Il l'est moins encore qu'elle eût échappé à GALIEN, à cet homme illustre, le plus savant des médecins qui aient jamais paru. GALIEN cependant a commencé à prononcer le mot de *variolæ*, de *varius*, moucheté, tacheté, ou de *vari*, nom que les Latins donnaient fréquemment aux boutons qui viennent au visage, mais non dans le sens qu'on attache maintenant à ce mot. Dans son traité *de genere* (Kata genos), où il parle d'un remède rafraîchissant, il dit que ce remède convient aussi aux boutons *varioliques* : en parlant de l'inflammation, au commencement de son 14.e traité du pouls, il fait dériver de la putrescence et de l'effervescence du sang, la chaleur et la rougeur de la peau, les boutons *varioleux* et l'anthrax, qui l'excorient et qui la rongent. Dans le 9.e chapitre du traité de l'usage des parties, il enseigne que dans toute surabondance d'aliments qui ne se changent pas en sang, le superflu reste dans les membres, s'y corrompt, et donne lieu à l'anthrax, à l'érysipèle, à la variole; enfin, dans son 4.e traité adressé à TIMÆUS, GALIEN rapporte que les anciens ont donné le nom de *phlegmon*, à toute affection de la peau, où il y a chaleur, puis inflammation, telles que l'anthrax et la *variole*. Tel est le sens dans lequel ce mot a d'abord été employé par GALIEN et ses successeurs, sens qui désignait alors toute affection exanthématique de l'enfance et de l'adolescence, et qui a changé par la suite, pour être attaché uniquement à l'exanthême

1) *Cornel. Celsi. Medic.* Lib. V. Cap. XXVIII.

le plus grave de tous, après le bubon et le charbon pestilentiel.

J'ai parcouru les autres médecins grecs et latins, qui ont écrit jusqu'au 6.e siècle de notre ère, entre autres Aétius, qui s'est beaucoup occupé des maladies cutanées, et je n'y ai pas davantage découvert rien qui eût trait à notre maladie, les uns et les autres ne faisant mention que de pustules accidentelles fébriles ou non-fébriles, développées à raison de l'âge ou de la saison; il faut, pour commencer à s'en former une juste idée, arriver jusqu'à Rhases, médecin au service des Sarrasins, né à Ray, dans le Chorazan, en Perse, et mort en 1010, à Cordoue, où il a publié son traité *de variolis et morbillis*. Après avoir prévenu dans sa préface, que Galien n'a pas connu la véritable variole, Rhases affirme au chapitre 1.er, qu'après avoir lu avec attention tous les ouvrages de médecine, écrits en grec ou en syriaque, il n'y avait rien découvert de deux maladies, cependant devenues si fréquentes de son temps, telles que la *variole et la rougeole;* d'où il faut inférer qu'elles n'étaient pas encore très-anciennes. On n'en trouve, en effet, non plus aucune description dans les *pandectes* médicales de Aarou et de Maserjawaich, auteurs syriens du 7.e siècle, mentionnés par Fréind, dans son histoire de la médecine.

Les auteurs arabes étant les premiers qui nous aient donné une description de la petite vérole, on en a conclu, et je crois, avec raison, que c'est chez ce peuple qu'elle a pris naissance. A la vérité, ils ne nous ont laissé aucun monument de l'époque fixe de sa première apparition, et à défaut de leur témoignage, nous sommes forcés de nous contenter de conjectures historiques : or, nous lisons dans le

3.e volume du voyage aux sources du Nil, du chevalier Bruce, que, d'après une chronique qu'il avait découverte à *Axum*, ville autrefois puissante sur les bords de la mer rouge, et dont il nous donne le contenu, les Abyssiniens et les Arabes auraient été attaqués pour la première fois de cette terrible maladie, dans une guerre qu'ils se faisaient vers la fin du premier siècle de l'hégire, sous *Omar*, successeur du prophète, et qu'elle aurait opéré la délivrance des Abyssiniens, par la désolation qu'elle porta dans le camp des Musulmans. Quelque soit le degré de confiance qu'on veuille accorder à ce récit, ce n'en est pas moins une opinion généralement admise et très-fondée, que l'Europe a reçu ce fléau des Sarrasins, dans leurs premières irruptions au 7.e, 8.e et 9.e siècle, et qu'il ne s'est d'abord répandu que sur les routes qu'ils ont suivis. FRÉIND fait la remarque, en parlant d'ACTUARIUS, médecin de l'empereur grec, Michel Paléologue, (année 1260, si c'est Michel I, et 1310, si c'est Michel II), que cet auteur n'a fait aucune mention de la variole, quoiqu'il n'y eût ni peste, ni tremblement de terre, ayant affligé l'Orient, dont les historiens de l'empire grec n'aient pas parlé; c'est que les conquêtes des Sarrasins se portèrent principalement de l'Orient à l'Occident (les Gaules et l'Espagne), respectant l'empire grec, encore assez puissant sous les premiers paléologues.

Mais le rapport de la chronique d'*Axum*, et tout ce que nous venons de dire, ne résolvent pas la difficulté de savoir comment la maladie a commencé, et quels sont les éléments qui lui ont donné naissance : existait-elle déjà chez un peuple ignoré, qui se trouvait parmi les hordes diverses, formant la masse des combattants? mais l'on n'en découvre aucune trace dans l'histoire des différents peuples qui ont composé les empires des Assyriens, des Perses, des Mèdes, ni chez le peuple juif, les peuples pasteurs et autres avec lesquels il a vécu; rien, parmi les peuplades nouvellement découvertes de la Sibérie, de la Tartarie, de l'Amérique et des terres australes : aucun d'eux n'a présenté des exemples de petite vérole, avant qu'elle leur ait été apportée d'ailleurs. Il reste donc qu'il n'y a que le mélange très-intime de races d'hommes différentes par la couleur, par la constitution physique, par des climats opposés, où ils ont pris naissance, qui ait pu donner un caractère malin et spécifique à des exanthêmes auxquels l'espèce humaine a toujours été sujette, mais ordinairement d'une manière irrégulière, et sans aucune fâcheuse conséquence. Mainte fois l'on a eu la preuve de cette puissance de la réunion d'habitants de climats opposés, ou de races différentes, pour envénimer les maux les plus ordinaires. Nous en avons eu des exemples dans les croisades : les organes de la génération avaient bien leurs maladies comme les autres parties du corps, avant que les compagnons de Colomb eussent connu les femmes de St.-Domingue; mais ce rapprochement a donné naissance à une exaspération de ces maux, inconnue jusqu'alors autant aux haïtiennes elles-mêmes, qu'à ces hommes du soleil levant qu'elles voyaient pour la première fois. Les mangliers qui pourrissent dans les eaux stagnantes de l'Amérique méridionale ont sans doute toujours donné naissance à des maladies; mais c'était de simples fièvres rémittentes, qui affligeaient les indigènes : l'arrivée des Européens les a changées en fièvres jaunes, et toujours depuis lors, suivant la remarque du célèbre M. de Humbold, c'est à l'arrivée d'un vaisseau venu d'Europe que recommencent à paraître ces terribles épidémies. L'on ne saurait assez faire attention aux produits possibles de ces contrastes, et surtout se pénétrer des dangers bien plus grands que courent les hommes du Nord, en gagnant les maladies du Midi. L'on ne saurait non plus mettre des bornes à la formation de maladies nouvelles sous des régions où de grandes convulsions physiques et morales ajoutent fréquemment de notre temps, à la puissance de la chaleur des tropiques : ainsi nous ne sommes nullement surpris d'apprendre[1]) qu'il règne en ce moment aux États-Unis et aux Antilles une éruption varioleuse fort inquiétante, dont nous avons déjà parlé et dont on n'est préservé ni par la vaccine, ni par la variole inoculée.

Ainsi, il est plus que probable que de simples pustules qui n'étaient que des éruptions varicelleuses, sont devenues par le mélange de plusieurs hordes étrangères, dans les pays chauds de l'Orient, une maladie nouvelle, autrement grave, qui a conservé le nom de *variole* que l'on donnait déjà à ces exanthêmes passagers, et que l'on a par la suite mal distingués, parceque, de même que dans les champs non-sarclés, l'on voit s'élever plusieurs plantes hybrides qui mettent de la confusion dans les espèces, de même aussi, au milieu de diverses éruptions qui ont entre elles quelque ressemblance de forme, il est facile de se tromper et de les prendre les unes pour les autres. Rhasès premier historien de la petite vérole, n'a pas lui-même fait cette distinction;

1) V. Revue encyclopédique, Novembre 1825, p. 642.

marchant, ainsi que ses successeurs, sur les traces de Galien, il n'a continué à voir dans ces nouvelles formes, que ce que le médecin de Pergame avait vu dans la variole simple, et ne s'est nullement aperçu des changements qui s'y étaient opérés parmi ses compatriotes mêmes, et qu'on ne s'est avisé de discerner que dix siècles après. Suivant le médecin de Cordoue, dont les préjugés ont été suivis aveuglément jusqu'à nos jours; « la variole est une maladie nécessaire à l'enfance et à la jeunesse, dont le sang est comparé à du moût en fermentation; si cette dépuration n'est pas parfaite dans l'enfance, elle se renouvelle dans l'adolescence ou dans la jeunesse, et, quant à la vieillesse, elle n'y sera soumise que dans une grande corruption de l'air par des épidémies varioliques; ceux qui y sont les plus disposés, sont les sujets gras, sanguins, vermeils, bien nourris, les garçons plutôt que les filles, surtout à mesure qu'ils s'approchent de l'adolescence; car, quant aux jeunes gens, ils y sont moins exposés, à moins qu'ils ne gagnent la maladie les uns des autres, qu'ils n'aient le sang très-enflammé, ou qu'ils n'aient eu dans l'enfance qu'une éruption faible, qui n'a pas suffi à faire passer le sang à un état plus parfait; aussi, continue Rhasés, peut-on préserver de la variole, par la saignée, chez les adultes, les ventouses scarifiées chez les sujets qui n'ont pas encore 14 ans, et par un régime tenu, des boissons et des sirops acides et astringents, propres à empêcher la fermentation des humeurs; observant même que dans la saison (chaude et humide), où l'on redoute la naissance de cette maladie, il faut tirer du sang aux enfants, aux adolescents et aux jeunes gens qui n'ont pas encore eu la variole, ou qui n'ont eu autrefois que des boutons faibles et languissants; car, la variole n'étant que l'écume exhubérante qui provient de la fermentation du sang, laquelle ne doit cesser qu'après que la dépuration est tout à fait accomplie, on peut avoir, continue l'auteur, tant que cette perfection n'est pas accomplie, cette maladie plusieurs fois, et même pareillement la *rougeole*, laquelle n'est aussi qu'une dépuration, mais de matières plus âcres et plus fluides que celles de la variole[1]). »

L'on voit par le sommaire que je viens d'exposer de la doctrine de RHASÉS, que ce médecin était loin d'avoir une idée exacte de la différence des éruptions pustuleuses, et qu'il les a toutes confondues, ne donnant aucune description des boutons dans leurs diverses périodes, et employant la plus grande partie de son traité a des formules de médicaments destinés à garantir les yeux et la peau, de lésions graves et de difformités. Aussi, ai-je été bien étonné de voir M. le docteur COINDET s'appuyer de l'autorité de cet auteur pour établir au commencement du mémoire dont j'ai parlé dans mon premier chapitre, « qu'il était de rigueur que nous eussions notre petite vérole plusieurs fois. » La même confusion n'existe pas moins dans la manière de voir D'AVICENNE qui a écrit 150 ans plus tard, ce qu'il faut attribuer à la soumission superstitieuse qu'on eût durant plusieurs siècles aux sentiments de GALIEN, qui ne permettait pas de faire des recherches, et d'ouvrir les yeux à la lumière fournie par les faits nouveaux : « la variole et la rougeole, suivant ce savant médecin, visir d'un roi de Perse, sont ho-

1) RHASES *de Variol. et Morbil.* à Cap. I ad Cap. V. edit. Hallerii.

mogènes à la peste, et produites par une ébullition du sang, déterminée par un ferment; elles appartiennent à la classe des maladies les plus contagieuses, se montrant et se propageant particulièrement durant le soufle des vents du Sud-Ouest, spécialement dans les corps chauds et humides; se comportant comme une sorte de crise chez les enfants et les jeunes gens; s'annonçant d'abord par le prurit etc., et se déposant non-seulement à l'extérieur, mais aussi sur les membranes de l'intérieur[1]). »

Les partisans de la médecine naturelle (et ce sont là les médecins qui feront le moins de mal), conserveront toujours, comme fait d'observation, l'opinion des anciens, qui regarde les divers exanthêmes fébriles, non comme des simples phlegmasies de la peau, mais comme une expansion de matières superflues lancées du centre à la circonférence; d'autant plus que dans les cas malheureux, l'œil de l'anatomiste suit dans les entrailles même les traces de cette route; ainsi, déjà sans doute, l'ouverture des corps en avait fourni des exemples à Avicenne ou à ses contemporains; ces exemples se rencontrent dans tous les recueils des observateurs, Bonnet, Morgagni, Lieutaud et autres; et dernièrement encore, les élèves de cette faculté de Strasbourg ont eu une occasion de le vérifier sur le corps d'un demi idiot âgé de 13 ans, non vacciné, entré à la clinique pour une petite vérole confluente, le 31 Janvier 1826, et mort suffoqué le 3 Février suivant : on a trouvé, à l'autopsie, nonobstant que le corps fut couvert de pustules varioliques encore pleines, les glandes salivaires et de l'arrière bouche enflammées,

---

1) *Avicennae (Abuali) Oper. Lib.* IV, *Fenic.* I, *Tractat.* IV, *Edit Venet. Ann.* 1582.

des taches rouges à l'estomac et au tube intestinal, un aplatissement du coronal et du cerveau (cause probable de l'idiotisme), avec hydropisie des ventricules latéraux, qui contenaient chacun environ deux onces de liquide. Cet effort du centre à la périphérie est d'ailleurs si bien établi, quand il a commencé, que nous avons été témoins dans des expériences récentes, que ni la saignée, ni les purgatifs ne sauraient l'arrêter, ni l'intervertir; d'où se montre dans tout son jour la folie de ceux qui prétendent anéantir les boutons varioliques par la cautérisation.

Mais en suivant le même fil de l'observation des phénomènes, l'on ne découvre pas moins qu'il y a une grande distinction à faire parmi tous les exanthêmes; que quelques-uns, inhérents aux changements que font éprouver les âges, par le travail de l'organisme, tels que diverses espèces de pustules varicelleuses, ont toujours été les mêmes, et que d'autres sont nés, comme nous l'avons dit, d'une mixtion accidentelle des humeurs d'individus, d'origine et de constitution physique et morale, différentes, d'où a commencé une série de nouveaux faits qui n'existaient pas dans l'ordre primitif. La petite vérole, telle que nous la connaissons, a été l'un de ces résultats, et s'est signalée, depuis son apparition, 1.° par une marche spécifique, divisée en périodes plus ou moins régulières; 2.° par une puissance de contagion, des plus manifestes; car, quoique les autres éruptions pustuleuses ne soient pas privées de tout pouvoir de se communiquer, il s'en faut de beaucoup qu'il s'étende autant que celui de la variole, surtout quand plusieurs sujets à la fois en sont attaqués; d'ailleurs la plupart des éléments contagieux s'anéantissent avec la vie de ceux qui en étaient porteurs, tandis qu'il est bien prouvé que les cadavres des variolés communiquent encore la maladie; 3.° enfin, des faits nombreux que j'ai recueillis me prouvent que la petite vérole ne se signale pas moins dans sa période de suppuration, en se formant un atmosphère qui agit comme ferment sur les corps sains, en y faisant naître des pustules, à la vérité, ordinairement de peu de conséquence, chez ceux qui ont perdu la disposition variolique, mais qui induisent en erreur bien des gens peu au fait de ces matières.

Ainsi, le virus spécifique dont nous parlons, ayant été introduit chez les Européens, aux 7.e, 8.e, 9.e siècles, par les Sarrasins ou soldats de l'Orient, et dans le courant du 16.e, par les Espagnols, les Portugais et les Anglais, chez les habitants des deux Amériques, qui n'en avaient non plus eu connaissance jusqu'alors, il s'est établi une disposition héréditaire dans toutes les familles qui en ont été successivement attaquées, de manière à ce que les générations suivantes aient été susceptibles ou de le recevoir du dehors, ou de le produire spontanément, sans préjudice des autres éruptions varioleuses qui n'ont aucun caractère étranger. Qu'on nous permette une courte explication de ces deux propositions de *disposition héréditaire variolique*, et de *spontanéité.*

Quoique nous ignorions parfaitement en quoi consiste la disposition héréditaire aux maladies, cependant c'est un fait que je ne puis revoquer en doute, que tout individu qui a essuyé pour la première fois une maladie organique un peu grave, est exposé à avoir des enfants qui auront tôt ou tard la même maladie : c'est ce qui a dû arriver également pour la petite vérole dont cependant un assez bon nombre de familles ne sont pas susceptibles, quoiqu'elles s'y soient mille fois exposées; ce qui fait présumer que durant une longue suite de générations, tant du côté paternel, que du maternel, cette disposition n'a pas existé. Tous les observateurs en ont rapporté divers exemples, et pour ma part, j'ai déjà cité ailleurs celui de mon beau-père, feu M. Moullard : aucun de ses ascendants paternels et maternels, à sa connaissance, n'avait eu la petite vérole; il en fut de même de sa sœur, que j'ai connue, morte plus qu'octogénaire; et lui, qui fut pendant plus de soixante ans, médecin en chef de l'Hôtel-Dieu à Marseille, qui avait soigné plusieurs milliers de variolés, et qui, grand partisan de l'inoculation, dès qu'elle fut connue, portait toujours du virus dans ses poches, a cessé de vivre à l'âge de 90 ans passés, sans avoir jamais été atteint. il avait inoculé ses enfants, et mon épouse qui était son aînée, l'a été trois fois inutilement. L'on peut, il est vrai, objecter que les cas d'exemption de petite vérole proviennent de ce que les personnes n'ont pas assez vécu, puisqu'il est certain que tel qui n'a pu être atteint une fois, deux fois, trois fois, n'échappe pas une quatrième, et même à un âge très-avancé, ce qui fait une loi de répéter à diverses époques les préservatifs employés contre la variole naturelle, lorsque les premières tentatives ont échoué; toute fois, c'est déjà un très-beau privilège que d'avoir été jusqu'à 80 et 90 ans, sans avoir été attaqué de cette maladie, nonobstant qu'on s'y soit exposé. D'une autre part, l'on voit aussi des sujets qui sont tellement disposés, qu'ils peuvent avoir la vraie variole deux fois, ce dont j'ai déjà dit que j'avais pu recueillir trois observations bien positives, dans ma propre pratique, tandis que MÉAD, BOERRHAAVE, CHIRAC et autres, affirment n'avoir jamais vu de cas de récidive; ce qui prouve, outre la rareté des faits dont nous venons de parler, qu'on n'a pas bonne grâce de nier la possibilité d'un accident avéré par autrui, à cause qu'il ne s'est pas rencontré sur notre observation; et par la même raison, je ne nierai pas la possibilité d'une variole après une vaccination légitime, quoique je ne l'aie pas encore observé; mais je la placerai dans la même cathégorie des récidives après une petite vérole naturelle ou inoculée.

Je suis forcé d'admettre la naissance spontanée de cette maladie, sans contagion préalable, chez des sujets prédisposés, vraisemblablement en nombre très-petit, parce que j'ai vu quelques cas isolés de petite vérole, même dans les classes supérieures de la société, dans des temps où il n'en était nullement question, et sans qu'il fut possible de leur assigner une cause extérieure. Je dois dire que ces faits ont eu lieu principalement chez des individus d'un tempérament lymphatique et sanguin, qui faisaient bonne chère, et après des plaisirs de la table, prolongés dans la nuit. Ce qui m'a encore étonné, c'est que ces petites véroles ne se propageaient pas au-delà de la maison où elles s'étaient développées, nonobstant que quelques-unes eussent été très-confluentes. C'est déjà là d'ailleurs une observation qui a été faite par de très-grands maîtres, SYDENHAM, BOERHAAVE, VAN SWIETEN etc., que la présence de la maladie ne suffit pas pour produire une épidémie contagieuse, mais qu'il faut encore des sujets prédisposés : « les grandes villes, disent-ils, sont souvent exemptes pendant longues années d'épidémies de petite vérole, quoique la maladie ne laisse pas que de règner *sporadiquement*, c'est-à-dire, d'attaquer sur divers points quelques individus qui ne la communiquent pas à d'autres : quelquefois aussi une ville entière est sans petite vérole, quoiqu'elle soit épidémique dans les villages circonvoisins, et réciproquement aussi la ville en est infectée, tandis que, malgré un commerce continuel, les campagnes d'alentour en sont exemptes. VAN SWIETEN ajoute même qu'il fit venir une fois à la ville (à Vienne), deux variolés, pour leur donner ses soins, et qu'ils ne communiquèrent nullement la maladie, malgré qu'ils sortissent d'un pays où elle était très-contagieuse et épidémique[1]. »

Ainsi, quoique rien de mieux prouvé que la contagion de la petite vérole, et sa propagation par ce moyen, il y a, relativement à cette maladie, comme à toute autre affection contagieuse, plusieurs anomalies reconnues, dont il n'est pas plus aisé de se rendre raison, que de ce qui constitue la prédisposition. MÉAD a cru que les longues chaleurs de l'été, accompagnées de petites pluies, étaient des causes très-prédisposantes, mais il faut convenir qu'elles ne rendent pas raison, pourquoi la peste ou la petite vérole, règnant dans un village voisin, ne règnent pas dans la ville, quoiqu'on respire le même air dans ces deux endroits.

La disposition congéniale à être affecté d'une variole virulente, dans un temps incertain, et qu'il faut distinguer de la prédisposition qui s'applique à un temps certain, est enfin détruite pour le plus grand

---

1) *Vid.* VAN SWIETEN, *Comment. in Aphor.* BŒRRH. §. 1381 et sq.

nombre de sujets, par la maladie même qu'on a eue naturellement ou artificiellement, et par une vaccination régulière, sans préjudice des autres éruptions varioleuses, qu'on peut subir avant et après la petite vérole proprement dite, ou variole *virulente*. Je ne suis point surpris qu'on ait objecté qu'il n'y a aucune parité entre cet exanthême et la vaccine, et qu'on ait trouvé incompréhensible, comment une affection aussi légère peut préserver d'une maladie aussi grave. La chose l'est effectivement, mais l'on ne fait pas attention : 1.° qu'il ne s'agit pas d'une maladie déjà existante, mais d'une disposition à la recevoir, dont la vaccine est l'antagoniste; car, quand la maladie est présente, la vaccine n'y fait rien; 2.° que cette disposition, quoique bien certaine, est aussi peu comprise que l'action de la vaccine, qui la détruit. L'on n'explique pas mieux l'action spécifique de certains actes de la vie, qui maintiennent la perpétuité des espèces, non plus que celle de certains médicaments héroïques, pour la guérison des maladies auxquelles ils sont consacrés : nous nous en référons là-dessus à l'expérience qui en constate tous les jours l'utilité; or, la même expérience confirme également de jour en jour la puissance qu'a la vaccine de détruire ou de neutraliser la disposition à contracter ou à produire une variole virulente, et c'est ce qui sera rendu évident pour le lecteur impartial, par la lecture des chapitres suivants.

CHAPITRE IV.

Des éruptions varioleuses, qui en imposent par quelques formes semblables à celles de la petite vérole.

Je crois que l'on a déjà dû se convaincre dans le chapitre précédent, que les éruptions varioleuses sont indépendantes de l'espèce qui a contracté par son origine un caractère virulent qu'elle n'avait pas, ni en Europe, ni en Amérique avant les guerres et les conquêtes, qui ont changé la face des deux hémisphères : poursuivant notre tâche, et après avoir dans le second chapitre, offert le tableau des phénomènes de la petite vérole franche, telle qu'elle est, et telle qu'il faut la faire voir, quand on dit qu'elle a existé après la vaccine, nous devons aussi offrir en regard celui de la fausse petite vérole, afin qu'en comparant les deux maladies, on voie si l'on n'est point tombé en erreur.

Les éruptions dont nous allons parler et qui peuvent aussi bien précéder l'apparition de la variole légitime, comme lui succéder, sont connues de temps immémorial, en France, sous le nom de *vérolette*, *vérette*, ou *variollette*, *petite vérole séreuse*, *lymphatique*, *cristalline*, *volante*, *bâtarde*, *fourmenterole*; enfin, dans les temps actuels, sous celui de *varicelle*. Les auteurs qui ont écrit en latin, leur ont conservé le nom vague de *pustulosæ febriculæ*; les Italiens les nomment *raviglioni* ou *morviglioni*, ce qui signifie moins encore; plus exacts, les auteurs allemands et anglais les ont distinguées les premiers, en *shefh-blattern*, pustules de brebis; *die Wasser-*

blattern, pustules aqueuses; et *die wilden Kinderblattern*, petite vérole sauvage; les seconds, en *chicken-pox*, pustules de poulet et *swin-pox*, pustules de porc, variétés dont je donnerai des exemples. Dans l'espèce *chicken-pox*, les boutons, souvent très-nombreux, et sortis du milieu d'une rougeur écarlate de la peau, qui laisse d'abord indécis si l'on n'a pas à redouter une rougeole, sont plus petits, moins élevés que dans l'autre espèce, contiennent une humeur absolument séreuse, et, après avoir causé de l'ardeur et de la démangeaison, se dessêchent au bout de trois, quatre, cinq, six jours, depuis leur apparition. A cet exanthême très-anciennement connu, appartient évidemment la *rubeola variolodes* et *febris lenticularis*, de Bonnet; *variolæ* de *hermaphroditicæ* de Fehrius, rougeole boutonnée M. G. Roux, premier professeur et médecin en chef à l'hôpital militaire de Strasbourg[1]) etc. Riegler, Sauvages, Selle, Vogel, Huxham, qui ont décrit cet exanthême, disent que la fièvre d'invasion est souvent d'une plus longue durée et plus violente que dans la petite vérole; qu'à l'opposé de celle-ci, les petits points rouges, comme dans la rougeole ordinaire, s'y développent tous à la fois et subitement; que ces points ressemblent à des pustules miliaires, qui suppurent pendant un, deux à trois jours, puis qui sèchent, et tombent sous une forme croûteuse, laissant des traces après elles. Sauvages parle d'une rougeole boutonnée dont l'éruption précédait ou suivait la petite vérole bénigne. Elle est, en général, accompagnée d'angine, suivie quelquefois de leucophlegmatie, et quelquefois aussi de péripneumonie.

1) Traité de la rougeole 1807, p. 125 et sv.

Telle fut l'épidémie morbilleuse de 1746, décrite par HUXHAM, dans son traité de *aere et morbis epidemicis* p. 153, dont je parlerai encore. Or, dans le temps, où ces auteurs observaient cet exanthême, il n'était pas question de vaccine, dont l'insertion d'ailleurs n'en préserve pas, non plus que de la rougeole, de la scarlatine et de toutes autres éruptions exanthématiques, à part la variole franche.

Dans l'espèce *swin-pox*, les boutons sont plus gros, plus fournis, renferment une humeur plus épaisse, moins séreuse, qui se rapproche de la couleur et de la consistance du pus, qui ressemblent par conséquent davantage à ceux de la petite vérole. Ces pustules subsistent aussi plus long-temps, et ne couvrent que successivement les diverses parties du corps, laissant à leur chûte qui n'a lieu quelquefois qu'au 8.e ou 9.e jour de la maladie, de légers enfoncements à la peau et des taches violettes, qui subsistent encore pendant quelques jours. L'une et l'autre de ces espèces sont précédées et accompagnées de fièvre plus ou moins forte, et sont sujettes à avoir plusieurs poussées qui se succèdent. Mais je dois convenir avec MM. DÉZOTEUX et VALENTIN, que toutes les variétés de petite vérole bâtarde ne sauraient se réduire à ces espèces, qu'il en est dont la violence des symptômes dans la première période et au commencement de la seconde, peut en imposer même à un habile médecin; que chez quelques sujets attaqués du *swin-pox*, où les pustules ont été confluentes, il a pu se former des croûtes épaisses comme en ont observé les auteurs ci-dessus, concurremment avec M. DESESSARTS, sous lesquelles la matière purulente amassée a prolongé la maladie, et a laissé des marques comme si c'eut été l'effet d'une véritable petite vérole : je dois convenir enfin que la différence des tempéraments et de l'état de santé de chaque individu, doit en établir une dans la nature et la marche de ces éruptions pseudo-varioleuses[1]). Ces observations et ces distinctions ont été faites bien long-temps avant qu'il fut question de la vaccine ; mais ignorées ou oubliées, on a mis sur le compte de celle-ci, pour en diminuer le mérite, les maladies qui en ont été le sujet ; l'on a créé des mots nouveaux, *varioloïde*, *petite vérole après vaccine*, et l'on a cru avoir perfectionné la science : mais, qu'aurait-on dit, si l'on avait pu présenter des faits comme les deux suivants, que j'extrais de l'ouvrage cité ci-dessus, et que l'on n'a pourtant pas nommés, *variole après petite vérole naturelle ou inoculée !*

Le premier est celui du président d'*Héricourt*, lequel, vingt-deux ans après avoir été inoculé, avec succès, par le célèbre TRONCHIN, fut atteint d'une éruption varioleuse, qui parcourut ses périodes sous les yeux du savant M. D'ARCET : grand bruit alors contre la vertu préservative de l'inoculation ; mais cet illustre médecin et professeur de chimie, qui n'y avait vu qu'une petite vérole bâtarde, voulant désabuser le public, se réunit à MM. BRASDOR, LORRY, TRONCHIN, CAILLE, LEROY, BERTHOLET et GALATIN, pour inoculer de cette matière à deux enfants qui n'avaient pas encore eu la petite vérole. L'insertion n'eut aucun effet ; et ces mêmes enfants ayant été réinoculés avec de la matière variolique véritable, cinq semaines après, eurent la petite vérole bien

1) V. le chap. 11 de la 5.e partie du traité de l'inoculation de MM. DÉZOTEUX et VALENTIN.

caractérisée, et aussi régulière qu'elle l'est ordinairement par l'inoculation[1]).

Le second fait est celui d'un officier, nommé *de Saint-Aldegonde*, lequel fut attaqué, à Nancy, en 1787, après avoir eu la petite vérole naturelle, et successivement la rougeole, quatre mois auparavant, d'une fièvre violente, pendant trois jours consécutifs, accompagnée de douleurs, de lassitudes, de rougeur aux paupières, de larmoiement, d'une douleur vive à l'épigastre, avec vomissement continuel, enfin de tous les symptômes précurseurs de la petite vérole. Il fut suivi avec beaucoup d'attention par MM. Dézoteux et Valentin. Le *quatrième jour*, sortie d'une grande quantité de petites pustules au tronc, en même temps qu'à la face, rouges, élevées, confluentes au visage, lesquelles couvrirent bientôt toutes les parties du corps, ce qui mit fin à la fièvre et au vomissement. Le *cinquième* au matin, les pustules étaient remplies d'une sérosité claire et se voyaient plus élevées en pointe; sur le soir, elles devinrent ternes et pâles. Le *sixième jour*, les pustules étaient presque toutes déssêchées, et le *septième*, elles tombèrent en pellicules ou écailles minces, blanchâtres, qui laissèrent des taches rouges, pendant quelques jours, surtout au visage. Le *huitième* convalescence.

Les mêmes faits se font voir aujourd'hui après la vaccine; et il n'est pas plus raisonnable d'en accuser son insuffisance, qu'il l'était d'en accuser l'inoculation. Bien long-temps avant qu'il fut question de ces préservatifs, il y a eu de fausses varioles sporadi-

---

1) V. aussi sur ce fait l'ancien journal de médecine, tomes 49 et 50, p. 303 et 415.

ques et épidémiques, tantôt seules, tantôt mêlées avec la petite vérole légitime; il y en a de notre temps, et il y en aura toujours, car la tendance des humeurs exhubérantes de se porter de l'intérieur du corps vivant à ses enveloppes, ne cessera que quand la chaleur humide du printemps ne fera plus pousser les plantes. On en a donné des descriptions dès le 16.e siècle, sans se méprendre sur la nature différente de la variole bâtarde d'avec la véritable, et VIDIUS fait mention d'une varicelle *cristalline* qui règna de son temps, et qui est un peu différente des deux espèces de varicelles dont nous avons parlé[1]). ZINGUER, médecin à Bâle, après avoir décrit une épidémie de petite vérole vraie qui affligea cette ville dans l'automne de 1711, en décrit ensuite une autre de petite vérole bâtarde qui règna au printemps suivant de 1712; MARET a observé la même chose à Dijon, CULLEN, à Édimbourg; et les uns et les autres ont fort bien distingué ces diverses maladies. On les a vu aussi règner en même temps, et HUXHAM en a donné plusieurs exemples dans ses observations sur les épidémies : il en a surtout décrit une de l'espèce du *swin-pox*, qu'il nomme *pustulata febricula*, dont les vésicules contenaient une humeur si acre, qu'elles laissèrent sur plusieurs enfants de différents âges, des cicatrices semblables à celles de la variole, qui en imposaient aux bonnes femmes, lesquelles étaient bientôt forcées de revenir de leur erreur, par l'arrivée subséquente de la véritable petite vérole[2]). Le docteur GANDOGER qui a publié son traité pratique de l'ino-

---

1) V. SCHENCKIUS, *Observat. medic. variolae.*
2) *De acre et morbis Epidem.* p. 75 et 144.

culation en 1768, affirmait avoir vu, deux ans auparavant à Nancy, une double épidémie de variole vraie et de variole bâtarde[1]), et il est peu de médecins exerçant depuis longues années, qui n'aient eu occasion de voir de ces exanthêmes pustuleux lancés à la peau comme une pousse, après des mouvements fébriles, d'une nature d'abord incertaine, phénomène qui n'est quelquefois qu'intercurrent, et qui, d'autrefois s'observe chez un grand nombre d'individus.

Continuant à nous appuyer de l'expérience, et non de nos propres idées, nous ferons remarquer que cette fausse variole ou varicelle peut se montrer dans l'absence de toute petite vérole, et par un mouvement spontané de l'organisme, comme aussi elle peut être provoquée par une atmosphère variolique, qui agira comme un ferment, ce qui est même assez fréquent, tant aujourd'hui après vaccine, qu'autrefois après la variole naturelle ou inoculée; car, rien n'est changé à cet égard, sans qu'on puisse rien en induire de défavorable contre ces moyens préservatifs. Tous les auteurs qui ont écrit *ex professo*, d'après leur pratique, sur la petite vérole, et avant et après l'inoculation, ont reconnu qu'il arrive quelquefois aux garde-malades, déjà à l'abri, surtout à ceux qui ont le tissu de la peau tendre et délicat, d'être affectés d'une éruption cutanée, véritable petite vérole bâtarde, dont les pustules suppurent même assez long-temps, qui est locale chez les uns, chez ceux qui sont déjà un peu âgés, et qui provoque quelquefois la fièvre, avec une nouvelle sortie de boutons chez les jeunes sujets encore susceptibles de dépuration, et sans aucune autre conséquence. Or, ce

1) V. p. 368.

qui est arrivé avant l'introduction de la vaccine, pourquoi n'arriverait-il pas après la vaccine; et pourrait-on prétendre que celle-ci fit plus que ne peut faire la variole naturelle ou inoculée? il reste que les éruptions varicelleuses après vaccine soient de la même forme et de la même nature que celles après variole, pour compléter la démonstration, et c'est encore ce qui est effectivement.

J'ai déjà donné dans le premier chapitre une description succincte de l'épidémie observée par M. Thomson, je vais la faire suivre de celle d'une seconde observée antérieurement en Écosse et en Angleterre, par les docteurs Monro, Adam, Willan et Smith, qui, les premiers, ont contesté à la vaccine une vertu constamment préservative, et ont nommé les accidents qu'ils ont décrits, *petite vérole mitigée, pouvant arriver après la vaccine.* Je donnerai ensuite un exposé fidèle de ce que j'ai observé moi-même. « Les symptômes avant-coureurs des éruptions observés par les médecins ci-dessus, étaient, à peu de chose près les mêmes que ceux de la petite vérole, et duraient aussi long-temps : la fièvre et le mal de tête ont même été quelquefois assez violents pour occasionner le délire. L'éruption se faisait le troisième jour, et souvent beaucoup plus tard; elle commençait par les mains et les extrémités inférieures, et se répandait ensuite sur le visage et le reste du corps; elle ressemblait d'abord à des morsures de puce, d'un rouge pâle, qui s'élevaient en vésicules globuleuses, dures et douloureuses au toucher, devenant successivement plus grosses et plus rouges; une aréole rouge entourait aussi chaque bouton; elle était de forme ovale sur le tronc, circulaire sur les cuisses et sur les jambes, de l'étendue d'environ un demi pouce, pâlissant à mesure qu'elle s'éloignait du bouton ; les pustules, d'ailleurs, variaient de grosseur, suivant que la maladie était plus ou moins forte, et comme l'éruption se faisait successivement pendant plusieurs jours, elles offraient différents degrés de grosseur et de maturité, et quelques-unes, surtout les plus grosses, étaient pustuleuses, et les petites, de simples vésicules. »

« L'éruption étant terminée, la fréquence du pouls, la soif et les autres symptômes fébriles cessaient tout à coup et ne reparaissaient plus. *Il n'y avait point de fièvre secondaire.* Les jambes, les pieds et les mains ne furent jamais enflés ; on n'observa ni salivation, ni mal de gorge, non plus aucune éruption sur la cornée, maux d'yeux ou cécité, comme il arrive quelquefois dans la variole. Quant à la marche des boutons, le quatrième ou cinquième jour de la maladie, chacun d'eux s'arrondissait, au lieu de se déprimer, et il n'y a eu que le D.r A. Monro qui prétendit y avoir observé une dépression, en les présentant l'un après l'autre à la lumière. Le septième jour, ils prenaient une couleur d'un jaune vert ou de cire jaune, renfermaient une matière opaque, devenaient alors demi sphériques, avec une aréole d'un rouge plus foncé, se séchaient, et formaient croûte. Le plus grand nombre cependant ne continrent rien de purulent, mais avortèrent ou se séchèrent le troisième ou quatrième jour ; d'autres se changèrent en croûtes, sans être devenus purulents, et ces croûtes tombaient assez promptement, sans laisser de marques après elles, ni aucune difformité. »

« MM. Adam et Willan voulurent inoculer la

matière de cette *petite vérole mitigée* (que le lecteur est déjà à même de juger si elle mérite ce nom), et ils assurent qu'un cas sur cinq non vaccinés, donna une petite vérole très-franche; qu'il n'y eût dans les quatre autres qu'une éruption de pustules de très-courte durée; et que sur quinze enfants déjà vaccinés, cette inoculation ne produisit qu'une éruption semblable à la maladie décrite, mais infiniment plus bénigne[1]. »

Au contraire, dans le fait suivant recueilli dans le midi de la France, et dans une tentative pareille qui a eu lieu à la clinique médicale de Strasbourg, dont nous parlerons à notre cinquième chapitre, une pareille inoculation n'a point eu de réussite; voici ce cas: « Un enfant, dit l'exposé des travaux de la société de médecine de Marseille, pour les années 1824 et 1825, vacciné avec succès, ayant offert à MM. André et Trabuc, une éruption dans laquelle ces médecins crurent reconnaître la petite vérole, M. Meffre, médecin de l'hôpital de Martigues, désireux de s'assurer de la véritable nature de cette éruption, inocula de bras à bras sur deux filles de la maison des orphelins de Martigues, qui n'avaient pas été vaccinées, la matière de l'éruption regardée comme variolique. Les résultats de cette opération répétée pendant trois fois et faite avec toutes les précautions convenables, ayant été négatifs, M. Meffre conclut à la non-identité de nature de l'affection observée par les praticiens de Marseille, avec la variole[2]. » Mais admirons les effets de la prévention, les rapporteurs n'ont pas été satisfaits de ces résultats!

---

1) Journal de médecine et de chirurgie d'Édimbourg. n.o 56 et 60.
2) V. Exposé des travaux, p. 28.

Le 9 Juillet 1825, un enfant de Metz, attaqué de la petite vérole, et malade depuis le 2, est amené par ordre de la police municipale, avec sa mère et sa sœur dans une salle de la clinique interne de cette faculté de Strasbourg, dont je faisais alors temporairement le service. Trente élèves environ, suivaient cette clinique, lesquels avaient été tous vaccinés dans leur enfance, excepté le sieur *Hostomm*, de nation allemande, âgé de 22 ans, qui n'avait eu ni la petite vérole, ni avait été vacciné. Chacun s'empressa de suivre avec attention la marche d'une maladie qu'on n'avait pas eu occasion d'observer depuis long-temps, laquelle suivit régulièrement tous ses périodes, et se communiqua à la petite sœur du malade, tellement que cette famille ne sortit que le 4 Août suivant de la clinique, pour retourner à Metz. Il est bon de remarquer que la mère et ses deux enfants variolés étaient confinés dans une chambre assez étroite, dont par suite de l'indocilité et des préjugés de cette femme, l'on n'ouvrait la fenêtre que lors des visites, et que le thermomètre s'est soutenu pendant plusieurs jours à 26 degrés, ce qui donnait toutes les facilités aux effluves varioliques de se communiquer ; néanmoins, l'élève *Hostomm* fut le seul qui contracta une véritable variole qui se manifesta le 15 Août, comme n'ayant été aucunement préservé, tandis que les autres qui l'avaient été restèrent en parfaite santé, à part quelques éruptions varicelleuses dont un petit nombre fut attaqué.

La première personne chez qui elles se manifestèrent fut la propre mère de ces enfants, femme qui porte sur la figure les traces trop évidentes d'une petite vérole assez confluente qu'elle a eu dans son enfance. Son bras gauche surtout dont elle se servait le plus pour soutenir ses enfants, se trouva couvert d'un bon nombre de pustules élevées, remplies d'une sérosité purulente, qui se desséchèrent au bout de cinq à six jours. Le second, fut M. *Jœnger*, étudiant âgé d'environ 22 ans, d'un tempérament sanguin, que j'avais chargé de l'annotation des symptômes : dès le 20 Juillet, il avait eu des petits boutons verruqueux entre les doigts; mais le 22 au soir, il éprouva un violent mal de tête, avec divers symptômes fébriles qui allèrent en augmentant pendant la nuit, et qui ne cédèrent en aucune manière à une forte saignée du bras et à l'application de 66 sangsues, que le malade s'ordonna de son chef le 23, sous prétexte qu'il était attaqué d'une *gastro-enteri-céphalite etc.* Le 24, même état; le 25, j'allai le visiter, et je le trouvai très-rouge, le visage enflé, et couvert ainsi que la poitrine, d'une éruption vesiculaire fort petite et très-confluente (*chicken-pox*, pustules de poulet), qui s'était faite tout à coup, dans la nuit du 24 au 25; le 27, nouvelle poussée, accompagnée d'un léger délire; le 28, aucun mouvement fébrile, et l'éruption blanchit et devient opaque; le 31, commencement de dessication, et successivement, desquammation complète, avec retour parfait à la santé. A la suite de cette éruption, cet étudiant eut un grand nombre de furoncles qui sortirent et suppurèrent les uns après les autres.

Le 24 du même mois, un autre étudiant, M. *Luroth*, âgé de 21 ans, d'un tempérament lymphatique, éprouva sur le soir en se couchant, de la roideur dans les articulations, avec une lassitude extraordinaire; cependant la nuit fut bonne, mais en s'éveillant au matin du 25, il se sentit plus accablé : tête lourde, respiration accélérée, pouls fréquent; peu d'appétit; sur le soir, chaleur et fièvre augmentée; sommeil troublé par des rèves. Le 26, même état, sentiment de formication dans les doigts, et de picotement dans toutes les parties du corps, avec engourdissement dans les membres, le soir, congestion vers la tête, rougeur des yeux, vertiges, sentiment de chaleur et de pesanteur à l'occiput : pédiluve chaud pendant plus d'une heure, pendant qu'on fait des applications d'eau froide sur la tête, ce qui soulage temporairement; mais les symptômes reparaissent pendant la nuit qui se passe sans sommeil; le 27, même état; abattement plus considérable, urines rares, rouges et chaudes; exaspération fébrile le soir, et mauvaise nuit; le 28 au matin, rémission, mais symptômes apparents de gastricité, que M. Luroth, qui a décrit, jour par jour sa maladie, et qui s'est traité lui-même, a cru devoir combattre par un laxatif salin qui a produit le vomissement, et quelques selles liquides, sans aucun soulagement; forte exacerbation le soir, sommeil troublé par des rêves penibles, et nuit extrêmement agitée. Le 29, au matin, face rouge, vultueuse et couverte de taches pourprées, les mains et la poitrine également parsemées de petites taches et de vergetures d'un rouge assez vif; pouls plein, fréquent et oppressé; battement violent des carotides, qui décide à faire une saignée du pied, dont le malade est un peu soulagé; la face reste toujours rouge, mais la céphalalgie cesse, et les taches s'y élèvent un peu au-dessus du niveau de la peau, tandis que celles de la poitrine et des mains disparaissent en grande partie; légère diaphorese; sur le soir, nouvelle exaspération fébrile; éruption de la face plus distincte; nuit meilleure. Le 30, au matin, apyrexie; la rougeur et la turgescence de la face ont disparu; elle est couverte de petits boutons lenticulaires, d'un blanc mat, entourés d'une petite aréole imflammatoire, non prurigineuse; ils sont rapprochés autour de la bouche, à l'entrée des narines, et derrière les oreilles, plus rares sur le cuir chevelu, au cou, à la poitrine, sur le dos et les extrémités; le soir, la déglutition est un peu genée; les yeux sont rouges et larmoyants; nuit peu tranquille; diaphorese; deux selles et urines naturelles. Le 31, les boutons ont augmenté en nombre et en volume, et sont remplis d'une sérosité limpide; ils prennent vers le soir une couleur blanchâtre, excepté ceux du dos de la main, qui semblent sur le point de se flétrir; sueur pendant la nuit. Le 1.er Août, quelques boutons parmi ceux de la face ont acquis la grosseur d'un pois, ils sont aplatis et renferment une matière blanchâtre; ceux qui sont plus petits ont une forme lenticulaire; les boutons sont moins avancés dans les autres parties du corps, et les glandes des aines et des aisselles sont douloureuses, surtout à la pression; le pouls est subfréquent, les excrétions sont naturelles. Le 2 Août, les boutons les plus avancés de la face sont couverts à leur centre d'une petite croûte brunâtre, de la circonférence de laquelle partent de petits replis sous forme rayonnée; les boutons des autres parties ont augmenté de volume, sont blancs et opaques. Le 3, dessication complète à la face et au cou, et les croûtes tombent pour la plupart pendant la nuit du 3 au 4; les boutons des bras présentent aussi de petites croûtes, tandis que ceux des extrémités inférieures sont encore blancs. Enfin, le 4 Août, tout était sec, et j'ai vu cet étudiant complètement débarrassé de ce *swins-pox*, jouissant librement de l'exercice de toutes ses fonctions.

Dans la nuit du 25 Juillet, un autre élève, âgé de 23 à 24 ans, M. *Wacker*, fut également pris d'une forte fièvre, avec mal de tête, et symptômes apparents de gastricité. Le matin du 26, il prit un purgatif, qui le fit vomir plusieurs fois, sans aller à la selle; délire pendant la nuit, avec grande agitation qui dura pendant toute la journée du 27. Le 28 au soir, face très-rouge, avec éruption de petites taches qui se répandirent sur tout le corps, précédées d'un prurit très-incommode; en même temps, disparition complète de tous les symptômes fébriles. Le 31, plusieurs boutons de la face commençaient déjà à se sécher, et au 2 Août, il y avait une desquammation générale, avec retour complet à la santé. Quelques autres élèves, parmi ceux qui avaient le plus communiqué, mon fils en particulier, sans éprouver d'éruption, ni des symptômes fébriles, furent tourmentés de furoncles qui sortirent successivement pendant dix à douze jours, sans aucune autre conséquence.

Un autre élève en médecine, M. *Sengenwald*, chirurgien interne à l'hôpital civil de cette ville, âgé de 21 ans, d'un tempérament lymphatico-sanguin, et d'une constitution assez forte, vacciné dans sa première enfance, voulut faire sur lui-même une expérience plus directe, afin de savoir précisément à quoi s'en tenir sur la vertu préservative de la vaccine, après un intervalle de plus de 20 ans. Il avait visité les élèves ci-dessus, et les malades attaqués de petite vérole, sans en éprouver aucune atteinte, et il résolut pour compléter ses recherches, de s'inoculer le virus variolique : en conséquence, le 28 Octobre 1825, à cinq heures du soir, il se frotta jusqu'à parfaite absorption, l'avant-bras gauche, avec une bonne portion de virus d'une fille qui était alors à la clinique, affectée d'une petite vérole véritable, et qui n'avait jamais été vaccinée. Le 2 Novembre, lassitude particulière dans tous les membres, abattement général, et diminution de l'appétit. Le 3, augmentation de ces symptômes, et sur le soir, explosion d'une forte fièvre, pour laquelle l'expérimentateur eut recours à un pédiluve. Le 4, défaillances, lorsqu'il voulait se lever du lit : on administre du tartre stibié dans de la limonade, ce qui procure des vomissements et soulage un peu; cependant le soir, nouvelle exacerbation fébrile très-forte, battement insupportable des carotides, délire; le malade ne sait plus ce qui se passe autour de lui; saignée du bras, et application de sangsues au cou; nuit très-agitée. Le 5, même état; et, comme la peau est aride et brûlante, on la lave avec de l'eau froide, et on fomente la tête avec de l'oxicrat; amélioration le soir, et nuit plus tranquille. Le 6 au matin, l'on aperçoit sur tout le corps une éruption d'un rouge particulier, et d'une nature entre la rougeole et la scarlatine, et le malade est déjà soulagé. Le 7, encore plus grand soulagement, et des petits boutons distincts se montrent sur le visage. Le 8 et le 9, ces boutons grossissent et il s'en montre d'autres sur les articulations et le reste du corps; ces boutons étaient d'une grosseur médiocre, ronds, durs au toucher, sans aucune dépression au centre; la fièvre était tombée, et ne reparut plus. Le 10 Novembre, les boutons du visage étaient déjà secs, et la dessication s'opérait successivement sur les autres parties, formant des croûtes dures que le malade détachait avec les doigts, et qui laissèrent pendant un mois des fossettes qui disparurent et furent remplacées par de petites taches rouges qui disparurent aussi. Ainsi se termina cette expérience qui convainquit son auteur qu'il avait été effectivement préservé de la véritable petite vérole.

Il ne peut donc y avoir de doute sur la puissance du virus variolique d'agir comme une sorte de ferment sur les humeurs de certains individus prédisposés, de manière à susciter une fièvre exanthématique, nonobstant qu'ils aient déjà subi la variole naturelle ou inoculée, ou qu'ils aient été vaccinés, ce qui est entièrement égal pour ce genre d'éruptions. Aussi, est-il commun de voir dans des épidémies, des sujets qui n'ont été soumis à aucun préservatif, réellement attaqués de petite vérole, d'autres avec des éruptions fébriles et non fébriles, appartenant aux variétés dont il a été question jusqu'ici, dépendantes, ou indépendantes de l'influence qu'exerce l'exanthême variolique, développé à la fois sur un grand nombre de sujets. Il n'est au surplus aucune maladie cutanée qui ne produise quelque altération chez les personnes saines qui communiquent de trop près avec les malades. Si l'on a bien fait attention à mes descriptions; il n'est plus personne qui, dans ces épidémies mixtes, puisse prendre le change; mais pour plus de facilité, je vais résumer les caractères spécifiques de ces deux maladies si différentes, la petite vérole proprement dite, et les diverses éruptions rangées sous la dénomination générale de *varicelle*.

Pustule variolique : Apparition, après divers symptômes généraux, qui durent de trois à quatre jours, de petits points rouges, d'abord au visage, et quelquefois en même temps sur toute la tête, puis au cou, à la poitrine, aux mains, aux bras, au tronc, ensuite aux extrémités inférieures; ces points se transformant en vésicules rouges qui croissent à vue d'œil, pendant quatre jours, avec tension et inflammation de la peau d'alentour; devenant pustuleux, et acquerrant une forme globulaire, dont le sommet est pâle, et déprimé au centre; contenant du véritable pus vers le septième ou huitième jour de leur manifestation, époque où la fièvre, qui était tombée se développe de nouveau, souvent avec des symptômes alarmants, et où le malade répand autour de lui une odeur fade, purulente, particulière; ces boutons s'emparant quelquefois des paupières et même de la cornée, de l'intérieur des narines et de la bouche; s'accompagnant, lorsqu'ils grossissent et qu'ils suppurent, de l'enflure des mains et souvent de la diarrhée, chez les enfants, de la salivation, de l'enflure des glandes de l'arrière bouche, et quelquefois d'une sueur copieuse, chez les adultes; se terminant enfin en croûtes brunes, fragiles, d'une odeur ingrate, dont la chute laisse des cicatrices profondes, au milieu d'une peau encore rouge: marcha plus ou moins longue, suivant la nature de l'épidémie et la constitution des sujets; mais qui exige, dans la plupart des cas, au moins le terme de seize jours.

Vésicules varicelleuses, ou *petite vérole bâtarde*: après des symptômes fébriles plus ou moins longs, plus ou moins marqués, peau rouge et tendue, avec inquiétude et agitation, puis apparition d'abord aussi sur le visage (qui est ordinairement enflé), mais le plus souvent sur les mains, et les extrémités inférieures, puis sur le corps, et en dernier sur la figure, ou bien sur toutes ces parties en même temps, de petits points d'un rouge particulier, qui grossissent en vésicules globulaires, dont le sommet est d'autant plus pâle, qu'il s'éloigne d'avantage de la base, et sur lequel il est fort rare d'observer une dépression. La base de chaque bouton est aussi entourée d'une aréole de teinte écarlate; dans quelques épidémies, ou dans quelques sujets, ces vésicules s'affaissent et tombent en écailles, du 2.e au 3.e jour de leur apparition; dans d'autres, elles persistent, et prennent du 3.e au 7.e une couleur d'un jaune-vert à leur centre, présentant alors une forme hémisphérique. La matière de ces boutons, quoique opaque, ne s'épaissit pas et ne devient pas purulente; elle acquiert néanmoins, dans quelques cas, une certaine virulence. Après être devenu hémisphériques, les boutons se sèchent et tombent en croûtes qui laissent, mais très-rarement des cicatrices semblables à celles de la petite vérole, mais beaucoup moins stables. Ces croûtes ont quelquefois acquis la consistance de la corne, ce qui a donné lieu à quelques nosologistes de faire une *petite vérole cornée*, variété qui n'est évidemment qu'une varicelle. Comme dans la variole franche, la fièvre tombe aussitôt que l'éruption est accomplie, mais, à l'opposé de celle-ci, elle ne reparaît plus sous la forme de *fièvre secondaire*, de fièvre de suppuration : les yeux et les autres organes des sens, ainsi que les viscères, ne sont pas atteints, et sortent toujours intacts de cette lutte; enfin, si dans la variole franche, chacune de ses quatre périodes a son terme réglé, et si, dans la plus bénigne, il faut au moins seize jours pour que tout s'accomplisse (sauf les cas très-rares de *petite vérole courte*), les diverses variétés de varicelle dépassent rarement, ainsi qu'on l'a vu, le terme de dix jours, et les sujets se trouvent promptement rétablis, comme s'ils n'eussent jamais été malades.

Ici devrait se terminer ce chapitre; mais je dois auparavant examiner une question, savoir: si les sujets attaqués d'une éruption varicelleuse, par suite de l'influence variolique sont propres à communiquer la petite vérole à ceux qui n'auraient jamais eu cette maladie et qui n'auraient pas été soumis à une vaccination légitime? L'on a vu précédemment que MM. ADAM et WILLAN ont déjà tenté de résoudre la question par une expérience directe sur cinq enfants qui n'avaient pas été préservés, et qu'il n'y en eût qu'un sur lequel cette inoculation aurait réussi : l'on a également prétendu à Strasbourg que la fille qui avait été transportée à la clinique, au mois d'Octobre 1825, et dont la matière purulente servit aux essais de l'étudiant *Sengenwald*, avait gagné la petite vérole d'un élève qui avait eu cette maladie *mitigée après vaccine :* ce dernier fait n'est rien moins que certain pour moi, puisqu'à cette époque, il y avait déjà plus de 40 jours que tous les élèves de la clinique avaient quitté la ville, et que depuis le mois d'Août, il n'a pas manqué, malheureusement, d'autres occasions de véritable variole pour faire contracter cette maladie. Il m'a donc paru, en pesant les témoignages, qu'au lieu de remonter aux véritables sources, on avait trouvé plus court pour caresser une opinion nouvelle, d'accuser de cet événement la maladie de nos étudiants. Cependant je ne nierai pas la possibilité que le virus variolique qui aura occasionné des varicelles, puisse dans quelques cas avoir conservé sa nature dans les éruptions bâtardes qu'il a provoquées, de manière à se transmettre à des individus non préservés et très-disposés; mais ces cas doivent être très-rares, puisque l'insertion même de la matière varicelleuse a eu un résultat inverse de l'inoculation variolique, laquelle réussit de quatre sur cinq, tandis que le succès de la première n'a été que d'un sur le même nombre. Au demeurant, je le répéterai encore, les maladies exanthématiques sont toujours suspectes de contagion, nonobstant que cet effet n'ait pas toujours lieu; et il est prudent d'en éloigner tous les sujets qui n'ont pas eu la petite vérole et qui n'ont pas été vaccinés : plus prudent et plus sage serait encore de pratiquer des vaccinations générales, méthode dont les chapitres suivants constateront de plus en plus l'efficacité, et par laquelle, en diminuant le nombre des susceptibles de la variole, on diminuerait aussi celui des varicelles.

CHAPITRE V.

Exposé de nouveaux faits, dans le département du Bas-Rhin, en faveur de la vaccine.

Depuis douze ans que j'habite ce pays, il n'y avait jamais été question de petite vérole, jusqu'au moment où, comme je l'ai dit précédemment, un enfant de Metz, attaqué de cette maladie, fut transporté dans une des salles de nos cliniques, par ordre de l'autorité municipale, pour y être traité et isolé avec sa mère et sa sœur. Cette famille, qui était venue à Strasbourg, pour la foire, était logée dans une rue très-populeuse, et l'enfant était tombé malade le 2 Juillet au soir : abattement, peau brulante, grande soif, dégoût, nausées, forte douleur vers l'ombilic, constipation, céphalalgie, délire, démangeaison au nez, éternuement. Le lendemain 3, on appele un médecin qui pensa si peu à la variole, qu'il fit prendre une bonne dose de jalap, qui amena plusieurs selles, sans amendement. Sur le soir, vômissements. Le 4, éruption de petits boutons rouges, assez nombreux à la face, qui vont en se multipliant et en grossissant, mais qui ne suffisent pas encore pour faire croire à la variole, car ce ne fut que le 9, que l'enfant fut transporté à la clinique, époque où son corps présentait déjà plusieurs boutons blanchâtres, contenant une sérosité trouble, approchant du pus, d'où il est évident que la maladie avait bien déjà pu se communiquer à ceux qui n'avaient encore été ni variolés, ni vaccinés. J'ai parcouru depuis, un assez grand nombre de départements, depuis les Vosges, jusqu'au Pas-de-Calais, pour la présidence des jurys de médecine, m'informant partout de l'état de la vaccine et de la petite vérole, sans trouver aucun dissident sur l'efficacité constante du préservatif de Jenner, parmi les gens de l'art, qui n'avaient lu ni les controverses des médecins anglais et écossais, ni les écrits de ceux du continent, qui croiraient n'être pas assez distingués, s'ils ne donnaient pas du nouveau, et surtout un peu de l'*Anglomane;* car, en médecine, comme ailleurs, nous nous perdons souvent dans le vague, à force de vouloir perfectionner.

Cependant la petite vérole de cet enfant de Metz, ainsi que celle de sa sœur, dont les premiers symptômes se manifestèrent le 17 Juillet, suivies de deux autres cas qui commencèrent à se montrer dès le 16 Août suivant, rouvrirent, pour ainsi dire, la porte à cette maladie dans le chef-lieu du département du Bas-Rhin, tandis que dans les communes qui avoisinent celui du Haut-Rhin, elle était apportée par les allants et venants de ce dernier département peuplé d'une immense quantité d'ouvriers étrangers, Suisses, Allemands, Français, employés aux nombreuses fabriques, et où la petite vérole s'était toujours montrée, tantôt dans un lieu, tantôt dans un autre, et dont l'expansion est d'ailleurs favorisée par les juifs colporteurs de hardes, qu'on rencontre à chaque instant dans les diverses communes de l'Alsace. Bientôt la confiance du public fut ébranlée, et plusieurs gens de l'art, qui n'ont fait de la haute médecine qu'une étude superficielle, partagèrent ses doutes et ses incertitudes : admettant comme démontré ce qu'il fallait commencer par examiner, quelques-uns, surtout dans le Haut-Rhin, conseillèrent une seconde vaccination, et j'ai vu pour la première fois, à la rentrée des classes du collége royal, des élèves, sortout de *Mulhouse*, qui avaient été vaccinés de nouveau pendant les vacances, pratiques, hésitations, doutes, qui très-certainement sont loin d'être favorables à populariser le préservatif. L'on eût pourtant dû, avant de se prononcer avec tant de précipitation, faire une sérieuse attention aux circonstances suivantes : 1.° Que dans les cas observés à la clinique et à l'hôpital civil de Strasbourg, où les communications n'ont été que trop libres, aucun élève, aucun servant, aucun malade, ayant été autrefois bien vaccinés, n'a gagné la petite vérole; mon fils, âgé de 19 ans, et vacciné par moi à l'âge de trois mois, n'a cessé et ne cesse pas encore d'observer les variolés qui ont été et qui sont à la clinique, et de communiquer avec eux; et certes, je l'en aurai détourné, si je n'eusse été certain qu'il pouvait le faire sans danger; 2.° qu'il n'y a pas d'exemple, qu'aucun des élèves du collége royal de cette ville, dont je suis médecin depuis plus de dix ans, et qui ne sont admis qu'avec un certificat de vaccine, aient contracté la petite vérole, soit les jours de sortie, durant l'année scolaire, soit durant les vacances, quand ils sont chez leurs parents. Je n'en ai même vu aucun parmi les élèves de la classe normale, pour former des maîtres d'école, âgés de 15 à 25 ans, pendant qu'ils étaient traités à l'infirmerie du collége, lesquels doivent aussi avoir un certificat de vaccine; 3.° que des deux départements qui composent l'ancienne province d'Alsace, celui du Bas-Rhin, et surtout l'arrondissement de Strasbourg, a fourni infiniment moins de cas de petite vérole que celui du Haut-Rhin, et que les communes limitrophes de ce dernier; et qu'à Strasbourg même, malgré une plus grande influence d'étrangers à la ville, ces cas ont été extrêmement clair-semés, et ne se sont montrés que l'un après l'autre, en très-petite quantité.

Voici ce qui a établi cette différence entre les deux départements : jusqu'en 1810, tout était égal pour l'un et l'autre, et la vaccination était livrée, comme partout ailleurs au zèle bénévole des médecins et au libre arbitre des parents : mais, à cette époque, un homme bienfaisant, d'une volonté ferme, préfet du Bas-Rhin, feu M. *Lézay-Marnésia*, conçut l'idée d'établir dans chaque canton un médecin, aux appointements de 600 fr., chargé de soigner les pauvres, de vacciner gratuitement dans tout le canton, et d'éclairer les habitants sur les avantages de la vaccination : un certificat de vaccine était désormais exigé pour être admis aux écoles publiques, et les maires étaient chargés d'employer toute leur influence pour l'entière exécution de ces mesures salutaires; les ministres des différents cultes n'y furent pas moins invités, et chacun rivalisa de zèle pour extirper jusqu'aux dernières racines la hideuse petite vérole. Dans les cantons de Strasbourg et dans beaucoup d'autres, pendant plusieurs années, le nombre des vaccinations égala presque celui des naissances, et il n'échappa que quelques individus aux précautions réunies des médecins et de l'administration. Au contraire, dans le Haut-Rhin, cette institution, quoique désirée, quoique toujours promise, n'a jamais eu lieu, et l'on y a éprouvé tout ce que l'insouciance de la multitude pour se garantir d'un mal à venir, tout ce que l'intérêt général étouffé par l'intérêt particulier, tout ce qu'un grand rassemblement d'ouvriers de diverses nations, peuvent avoir d'opposé aux inspirations d'une bonne hygiène publique; tout enfin s'y est rencontré pour favoriser l'accés et la propagation de la variole; il en est de même dans un autre département voisin, celui des Vosges, où je suis informé que cette maladie ne règne pas moins dans divers villages de l'arrondissement de St.-Diez : l'administration ne prenant que de stériles arrêtés, la non-admission dans les écoles publiques des enfants variolés n'étant pas même de rigueur, et l'ignorance ainsi que la routine regagnant chaque jour du terrain, l'on ne saurait être surpris des progrès de la variole, jusque dans les communes du Bas-Rhin, qui avoisinent les départements ci-dessus.

Mais dans ce dernier même, les choses ne sont plus comme dans les premières années qui suivirent la publication de l'arrêté du préfet éclairé, philanthrope et vigilant. Cet élan vers le bien qui était général, ne tarda pas à se ralentir peu après la mort de cet administrateur arrivée en 1815, et j'ai déjà dit que dans un voyage de Strasbourg à Marseille fait en 1818, j'avais entendu des plaintes sur la tiédeur qu'on mettait de toute part dans la pratique de la vaccination. Il manquait à l'institution de M. *Lézay-Marnésia*, l'établissement d'un point central ou d'un inspecteur qui maintînt sans cesse en activité le zèle de MM. les médecins cantonnaux: indépendamment que les parents cessèrent d'être stimulés, plusieurs médecins se contentèrent insensiblement d'insérer le virus vaccin, sans aller voir leurs opérés; d'autres, au lieu de vacciner eux-mêmes, en donnèrent la commission aux officiers de santé des villages, aux sages-femmes et aux garde-malades, et réussirent peut-être, par les nombreuses listes qu'ils purent présenter, à être mieux récompensés que ceux qui veillaient à ce que les vaccinations qu'ils pratiquaient eussent tout le succès désiré: il faut encore avouer que, quoique sujet des plus importants, la connaissance de tout ce qui a rapport à une vaccine heureuse, ainsi qu'à la distinction entre la petite vérole franche et les petites véroles bâtardes, a été rarement prisée dans les écoles. De là résulte que souvent la vaccination a manqué, et que des paysans grossiers et insouciants n'en ont pas moins cru leurs enfants suffisamment vaccinés; que, dans d'autres cas, l'on n'a eu que de fausses vaccines; et que dans d'autres enfin, des enfants ayant été atteints de la varicelle, leurs parents ont pris cette éruption pour la variole; et comme certaines fausses vaccines aussi bien que certaines varicelles laissent également des cicatrices, de là une raison de plus pour croire, lorsqu'on n'est pas très-éclairé, qu'on avait déjà été soumis à la variole ou à une bonne vaccine. Les novateurs, à la vérité, nous reprocheront aussi de nous retrancher derrière la fausse vaccine et la varicelle, pour excuser les récidives; mais personne ne saurait nier la réalité de ces fausses vaccines et de ces varicelles; et puisqu'elles ont lieu, et que quand elles ont lieu, elles ne préservent pas, le reproche ne saurait tomber que lorsqu'on n'a fait qu'en supposer l'existence, et non lorsqu'elles ont existé réellement. Le relevé que je vais faire des réponses de MM. les médecins cantonnaux aux questions de l'autorité administrative, sur l'état présent de la petite vérole dans ce département, et de ce qui s'est passé à la clinique de la faculté depuis le 1.er Novembre dernier, jusqu'à ce jour (6 Mai 1826), achèvera de justifier auprès des personnes de bonne foi, la justesse et la sincérité de tout ce qui a été avancé dans cet ouvrage.

La manifestation d'éruptions varioleuses sur plusieurs points du département a naturellement porté son premier administrateur à demander des rapports de situation à MM. les sous-préfets et maires et à tous les médecins cantonnaux, dès le commencement du dernier trimestre de 1825, et ces rapports ont ensuite été communiqués à la faculté de médecine, où j'en ai pris connaissance, et dont suit le sommaire :

1.° Rapport de M. Ubersaal, l'un des médecins cantonnaux de Strasbourg, adressé à M. le préfet, en date du 10 Novembre 1825, renfermant, *a*) l'observation d'une variole, après vaccination, communiquée par M. le docteur Reisseissen, faite sur un jeune homme de 25 ans, qui aurait reçu la contagion à Colmar; d'abord, fièvre, délire, puis éruption qui a été très-bénigne. *b*) Observation de M. Ubersaal même, recueillie sur un apprenti potier de terre, âgé de 14 ans, vacciné depuis 10, entré le 27 Octobre à l'infirmerie des enfants trouvés, attaqué de fièvre qui était survenue après avoir couché la nuit précédente avec un ouvrier de Colmar, qui venait d'avoir la petite vérole; au 3.e jour, éruption de petites pustules séreuses; au 1.er Novembre, ces boutons sont déjà affaissés, se dessèchent, et ressemblent à de petites verrues; le 5 Novembre, guérison complète. *c*) Une troisième observation du même médecin concerne un élève en pharmacie, âgé de 30 ans, qui avait négligé de se faire vacciner: il s'y détermine dans le mois d'Août précédent, à cause des cas de petite vérole; mais le 11.e jour de la vaccination, il se manifeste une éruption avec fièvre, étrangère à la vaccine, qui se termine en peu de jours, et qui a tout l'aspect d'une simple varicelle. *d*) Enfin, une quatrième observation, fournie par M. le docteur Marschall, chirurgien en chef de l'hôpital civil, concerne une demoiselle âgée de 20 ans, qui aurait été vaccinée aux mollets dans son enfance, sans qu'il en soit resté aucune trace, et qui aurait été attaquée de la variole, dans le courant du mois de Septembre.

2.° Les rapports de MM. les médecins des cantons de *Rosheim* et d'*Obernay* du 7 Novembre 1825, établissent que depuis l'année 1810, la petite vérole n'a pas paru dans ces cantons; que tous les trois mois, ils ont soin de vacciner les nouveaux nés;

que dans le canton de Rosheim, il y a eu quelques varicelles très-légères, et que dans celui d'Obernay, une éruption semblable, de nature très-bénigne, a régné épidémiquement dans le printemps et dans l'automne.

3.° Un rapport très-bien fait de M. Serrand, médecin en chef de l'hôpital de Sélestatt, demandé par le sous-préfet, en date du 10 Novembre même année, qui prouve péremptoirement l'efficacité complète de la vaccine, quand elle a bien réussi.

4.° Les accidents de petite vérole se multipliant dans les communes de *Scherwiller*, *Orschwiller*, *Saint-Maurice*, *Villé*, et autres communes de l'arrondissement de Sélestatt, limitrophes du Haut-Rhin, par son rapport du 18 Novembre 1825, M. Stebel, médecin du canton de Sélestatt, instruit M. le sous-préfet, que la petite-vérole d'Orschwiller a commencé par une fille de ce village arrivée de Colmar, où elle était en service, et où elle l'avait contractée; qu'elle l'avait d'abord communiquée à deux filles qui étaient venues la visiter, et ainsi successivement; que d'ailleurs les individus atteints sont nés de 1800 à 1811, espace de temps où la vaccine était peu pratiquée, si elle l'était; qu'après la publication de l'arrêté du préfet, du 31 Octobre 1810, ces habitants se sont refusés à se faire vacciner, sous prétexte d'avoir eu la petite vérole, et que parmi ceux actuellement atteints de cette maladie, il n'en est aucun des individus qui depuis 1811, ont été vaccinés avec soin, dès les premiers mois de leur naissance; qu'au surplus, n'y ayant, à cet égard, aucune obligation dans le Haut-Rhin, cet exemple rendait récalcitrants les habitants des communes limitrophes.

5.° Par des rapports du 27 Novembre, 23 Décembre 1825, 10 et 14 Janvier 1826, le médecin du canton de Villé fait part à l'autorité, que la variole a été importée d'Orschwiller à Scherwiller, par un juif non-vacciné; que dans des familles nombreuses où cette maladie règne, ceux qui ont été vaccinés en sont évidemment exempts, qu'au 14 Janvier, il y avait déjà eu 290 sujets variolés, parmi lesquels, 26 étaient morts, et que toute fois, il ne s'était pas trouvé un seul individu qui eût été vacciné, parmi ces 290 variolés; qu'au surplus, il avait toujours existé dans ce pays une grande récalcitrance pour la vaccine, de la part des habitants, et une grande indifférence de la part des maires et des curés.

6.° Dans diverses lettres et des rapports adressés à l'autorité (préfet et sous-préfet), par M. Sultzer, médecin distingué du canton de Barr, du 11 Décembre 1825, au 25 Janvier 1826, il est dit, que d'après une lettre qui lui avait été écrite par M. le docteur Morel, chirurgien en chef de l'hôpital de Colmar, la petite vérole existait dans cette dernière ville, depuis le mois de Mars 1825, où elle avait été importée à l'hôpital par des ouvriers d'outre-Rhin, que néanmoins sur plus de 80 enfants régulièrement vaccinés, et qui communiquaient librement avec les variolés, aucun n'avait été atteint. Le même M. Sultzer nous apprend qu'il a visité quelques variolés qui existaient à *Dambach*, et qu'il s'est assuré qu'aucun d'eux n'avait été vacciné; qu'enfin, il avait vu dans un autre village, chez deux vaccinés qui vivaient en contact continuel avec des enfants attaqués de la petite vérole, ces premiers rester à l'abri de cette maladie, et seulement éprouver une légère éruption varicelleuse, qui a été très-bénigne.

7.° Nous apprenons de divers rapports, lettres et bulletins, adressés par le médecin cantonnal de Lauterbourg, à MM. le sous-préfet de Wissembourg, et le maire de la commune de *Beinheim*, depuis le 29 Décembre 1825, jusqu'au 20 Février 1826, qu'il avait d'abord régné à Beinheim, dans le mois de Décembre, une fièvre éruptive vésiculaire, caractérisée de *milliaire*, maladie qui, suivant ce praticien, règne presque tous les ans dans cette contrée, accompagnée d'abondantes sueurs, provoquée par la chaleur humide, et qui cesse au moment où la température change; qu'au mois de Janvier suivant, cette milliaire avait été remplacée par la petite vérole, et que dans l'espace de 15 jours (lettre du 19 Janvier au sous-préfet), il y avait déjà eu 20 morts, surtout parmi les jeunes personnes de l'âge de 18 à 24 ans, des suites, tant du pourpre milliaire, que d'angines dites *bilieuses*, et de la véritable petite vérole confluente; que cette dernière (rapport du 27), y avait été apportée par un homme qui avait été soigner un de ses fils, ouvrier dans une fabrique d'indienne du Haut-Rhin, d'où, après la mort de ce fils, il était revenu à Beinheim, *emportant ses hardes avec lui.* Dans un tableau du 30 Janvier, ce médecin fait voir qu'il y avait encore dans cette commune 27 variolés, parmi lesquels *onze vaccinés*, qui n'avaient eu la fièvre que durant quelques heures, n'avaient éprouvé que quelques lassitudes, et chez lesquels il ne s'était manifesté que quelques petits boutons épars, *déjà secs au* 5.e *et* 6.e *jour*, et ne laissant après leur chûte aucune marque.

Du reste, le nombre des malades paraît avoir été

considérable dans cette commune, jusqu'au 20 Février suivant, puisque les rapports du médecin et les lettres du maire (M. le général baron *Schramm*), à M. le sous-préfet, du 28 Janvier et 6 Février, font monter le nombre des morts à 32, presque tous parmi les adultes, du sexe féminin, et surtout parmi les pauvres qui sont très-nombreux, auxquels la sollicitude du maire a fait accorder un secours de 400 fr. Ce digne fonctionnaire avait pris spontanément toutes les mesures convenables pour empêcher les communications et arrêter la contagion, parmi lesquelles, celle de fermer l'école publique: en en rendant compte à M. le sous-préfet, dans sa lettre du 6 Février, il lui fait part des contrariétés suivantes qui sont bien déplorables : « que nonobstant ses ordres, le curé avait fait sonner pour appeler à l'école; et que sur le refus de l'instituteur, il l'avait tenue lui-même, dans les journées du 23 et 24 Janvier, sous prétexte qu'ayant par sa qualité de curé, toute la surveillance de l'instruction primaire, il ne restait plus rien à faire à l'autorité administrative; que lui, maire, avait répondu qu'il ne s'agissait ici que d'une mesure de salubrité publique, et non de surveiller l'instruction; qu'en conséquence, il avait fait évacuer la salle de l'école, par des gardes de police. » Nous apprenons en outre de ce maire vigilant, qu'il ne s'est trouvé aucun vacciné, dans le nombre des variolés.

8.° Une lettre de M. le sous-préfet de Saverne, à M. le préfet, du 30 Janvier 1826, annonce que la petite vérole s'est manifesté à *Bouxwiller* et dans plusieurs communes du canton, *laquelle attaque aussi bien les vaccinés que les non-vaccinés*, à la différence que chez les premiers, la maladie est plus courte, nullement dangereuse, ne laissant aucune trace de l'éruption, tandis que chez les seconds, trois sujets adultes en étaient déjà morts; que, suivant la remarque du médecin cantonnal, il n'y a eu parmi les vaccinés atteints, que ceux qui l'avaient été douze ans auparavant, d'où il concluait que la vaccine ne garantissait que pour un certain nombre d'années, qu'elle ne détruisait pas entièrement la susceptibilité variolique, et qu'il fallait soumettre les anciens vaccinés à une nouvelle opération, ce qu'il annonçait vouloir entreprendre. Par une autre lettre du 10 Mars, M. le sous-préfet avertit que la maladie s'est fort étendue, et que deux nouveaux sujets adultes et non-vaccinés en sont morts; qu'une éruption violente s'était manifestée chez un individu de 20 ans, vacciné, mais qu'elle s'était terminée promptement et heureusement; que le total des morts se portait à 8, dans le canton de Bouxwiller, et que dans celui de la *Petite-Pierre*, où s'étaient aussi manifestées des maladies varioleuses, un curé et plusieurs enfants avaient succombé à la petite vérole.

Dans deux rapports adressés au doyen de la faculté, l'un du 8, et l'autre du 20 Mars, M. WEBER, médecin du canton de Bouxwiller, remonte, dans le premier, pour l'origine de la variole dans ce canton, à un jeune homme de Bouxwiller, âgé de 17 ans, non-vacciné, qui avait contracté la maladie dans un voyage fait à Colmar, en Novembre dernier, l'avait communiquée, à son retour, à plusieurs personnes, d'où elle s'était répandue dans diverses communes. Suivant lui, des individus vaccinés depuis une douzaine d'années, en avaient aussi été atteints, d'où il concluait comme nous avons vu ci-dessus, ajoutant cependant *que cette variole avait été si légère que personne n'avait eu recours à lui*, que l'éruption se faisait avec facilité, ne suppurait pas, avait une marche courte, ne laissait point de marques, et offrait les mêmes pustules que les médecins allemands, HUFELAND, entr'autres, désignent sous le nom de *petite vérole lymphatique;* que pourtant chez quelques adultes, la fièvre éruptive avait été plus grave, et que la chûte des pustules desséchées ne s'était pas faite sans laisser des enfoncements assez profonds. Dans le second rapport, qui est le résumé ou la répétition de six autres, M. WEBER nous apprend qu'il a fait dans le commencement de Février, trente-quatre nouvelles vaccinations chez des sujets anciennement vaccinés, desquels neuf seulement, et surtout quatre, éprouvèrent les symptômes ordinaires à la vaccine. Il revient ensuite sur l'opinion qu'il avait émise qu'il n'y avait que les sujets vaccinés de plus long-temps qui fussent susceptibles de contracter de nouveau la variole, puisque des enfants vaccinés depuis un an avaient pareillement eu l'éruption qu'il prend pour cette maladie. Enfin, il annonce que jusqu'au 20 Mars, onze individus de son canton étaient morts de la petite vérole.

9.° Lettre du 8 Février 1826, du sous-préfet de Wissembourg à M. le préfet, avec un rapport du médecin cantonnal de *Niederbronn*, annonçant le règne de la petite vérole dans plusieurs lieux de ce canton, où elle a été apportée de Beinheim, la mort d'un enfant de 7 ans, à *Dambach*, dans laquelle il n'est pas question qu'aucun des variolés eût été vacciné.

10.° Rapport du directeur de la maison centrale

de détention à *Haguenau* à M. le préfet, du 23 Février et 14 Mars 1826, concernant une détenue, nommée S..., âgée de 17 ans, reconnue avoir été vaccinée, laquelle à son entrée dans la maison, le 21 Janvier précédent, avait été attaquée d'une fièvre éruptive, regardée d'abord comme variolique, mais que le médecin de la prison et le médecin cantonnal réunis, reconnurent n'être qu'une varicelle. Trois autres jeunes détenues de l'âge de 20 à 22 ans, furent pareillement atteintes successivement dans l'espace de six jours, puis deux autres, mais toutes d'une manière très-bénigne, à l'exception d'une qui l'avait été plus violemment, quoique sans aucune suite. Le directeur en a pris occasion de faire vacciner les prisonnières qui n'avaient pas eu la petite vérole ou n'avaient pas été vaccinées. D'après le rapport du médecin cantonnal de Haguenau, du 27 Février, il y aurait eu parmi les prisonnières malades, l'une d'elles, nommée D..., non-vaccinée, qui aurait eu une petite vérole réelle, laquelle pourtant ne s'est pas communiquée. Deux autres malades de ce genre, existaient à cette époque dans la ville: un enfant juif, âgé de 12 ans, non vacciné et très-pauvre, dont les parents tenaient la maladie secrète, attaqué d'une variole légitime; et un autre individu, âgé de 20 ans, qui avait été vacciné, à l'âge d'un an, logé à l'auberge du Saumon : celui-ci, après un à deux jours de fièvre, accompagnée de la rougeur générale du corps, avait eu une éruption de petits boutons rouges, de forme sphérique, qui se sont remplis d'une humeur blanchâtre et claire, se sont desséchés et ont tombé par écailles au 9.e jour, 5.e de l'éruption, tandis que d'autres petits boutons survenaient ailleurs, et sans aucune manifestation de fièvre : l'auteur appèle cette éruption *varioloïde*, et nous apprenons de lui avec plaisir, que M. le maire de la ville de Haguenau, a pris de suite des mesures de police très-énergiques, pour que le malade juif ne communiquât pas sa maladie, mesures qui ont été efficaces, puisqu'il n'a plus été question de petite vérole dans cette ville.

11.° M. le sous-préfet de Sélestatt ayant écrit à M. Ruymger, médecin du canton de *Marckolsheim*, à l'occasion d'une maladie éruptive qu'on disait exister dans une commune de ce canton, ce médecin expose dans un rapport très-instructif, en date du 18 Janvier 1826, que dans ce canton, la petite vérole n'avait plus paru depuis environ 18 ans, par les soins qu'on avait pris d'y rendre autant que possible, la vaccination générale ; qu'enfin, elle s'était introduite à Müttersholtz par une servante âgée de 24 ans, qui avait servi chez des juifs, et n'avait jamais voulu se laisser vacciner ; que de quatre enfants de cette maison, qui avaient été soumis antérieurement à la vaccination, aucun ne prit la petite vérole et ne souffrit de la maladie de cette servante, si l'on excepte quelques légers boutons qui se montrèrent chez l'un d'eux, sans fièvre, et qui ne durèrent que deux à trois jours ; qu'il n'en arriva pas d'avantage dans une autre maison, où trois adultes vaccinés communiquèrent avec des variolés ; qu'au surplus, il est fort difficile depuis quelque temps, de ne pas avoir des petites véroles, à cause de la répugnance des classes inférieures à se laisser vacciner, de leur obstination à ne pas ouvrir les yeux aux bienfaits de cette pratique, du défaut de mesures coercitives, et par la liberté qu'ont les juifs colporteurs de hardes, et les ouvriers allemands, de circuler partout sans qu'on s'informe s'il ne règne pas de maladies contagieuses dans la contrée d'où ils viennent, et s'ils ne sont pas eux-mêmes porteurs de contagions.

12.° M. le maire d'*Epffig* écrit à M. le préfet, en date du 19 Janvier 1826, que la petite vérole est dans sa commune, et qu'elle attaque autant les vaccinés que les autres, mais que pour ces premiers, ils en sont quittes au bout de trois à quatre jours, n'ayant que quelques boutons qui se montrent çà et là, sans aucun autre accident.

13.° M. Rack, médecin du canton de *Benfeld*, nous apprend dans son rapport en date du 1.er Février 1826, que depuis quinze ans, il n'a pas été à même d'observer aucune variole dans son canton, mais qu'il a remarqué que le dixième environ des vaccinés ne prend pas la vraie vaccine, et qu'il faut les revacciner dans un autre temps; qu'il faut aussi pour obtenir, comme il l'a eu, un effet préservatif général, avoir soin de parcourir tous les trois mois les diverses communes composant le canton, pour vacciner tous les nouveaux nés.

14.° Une lettre de M. le sous-préfet de Sélestatt, à M. le préfet, en date du 28 Février, nous apprend que dans six communes du canton de Barr, il y a eu 20 individus atteints de la petite vérole, presque tous de l'âge de 20 à 25 ans, qui n'avaient pas été vaccinés, dont la variole a été confluente, et a enlevé la moitié des malades. La majeure partie étaient des juifs, ou des indigents, plongés dans la misère et la plus grande malpropreté. Huit autres individus qui étaient encore atteints de la variole dans les cantons de *Marckolsheim*, *Sélestatt* et *Benfeld*, n'avaient pas non plus été vaccinés; et il en restait aussi quelques-uns à *Scherwiller*, village peuplé de juifs, tous fort pauvres, sales et récalcitrants à la vaccination. La plupart de MM. les maires, pressés par le danger qui se prolongeait, avaient pris d'eux-mêmes des mesures de précaution pour empêcher la communication des habitants des villages infectés, avec ceux des villages qui ne l'étaient pas encore, et M. le préfet avait accordé un secours de 600 fr., pour les villages pauvres; enfin d'après un rapport du médecin du canton d'*Obernay*, il y aurait eu en Janvier et Février, 23 variolés dans ce canton, dont 22 à *Valff*, et un à *Zellwiller*, mais dont la maladie s'est terminée si promptement et si heureusement, et dont la description a été si confuse, qu'il reste un grand motif de doute, que celui qui l'a faite ait réellement eu à traiter une petite vérole.

15.° Une maladie épidémique, que l'on supposait variolique, régnait dans le mois de Mars dernier (1826) dans les communes de *Belmont* et *Belfosse*, au Ban-de-la-Roche, canton de Rosheim: une centaine de personnes, depuis le plus bas âge, jusqu'à celui de 25 ans, en avaient déjà été affectées, et quatre en étaient morts, savoir: deux enfants de 18 mois, un troisième d'un an, n'ayant pas encore été vaccinés, et le quatrième, une fille de 14 ans, vaccinée. M. Rieffel, médecin de ce canton, dont j'ai déjà parlé, s'est transporté le 20 Mars dans ces communes, et après avoir examiné la nature de la maladie, en a adressé le 22, à M. le sous-préfet de Sélestatt, un rapport dont il a bien voulu me faire passer copie, et qui contient en substance: « Que cette maladie commence par une fièvre violente, accompagnée de mal de gorge, soif ardente etc.; 2.e jour: rougeur aux articulations, qui se répand bientôt par tout le corps; 4.e et 5.e jours, diminution de tous les symptômes, et en même temps, éruption de petites pustules discrètes, remplies de sérosité qui devient purulente, et qui sèchent le 10.e jour, avec disparution complète de la fièvre, et entrée en convalescence. » Suivant M. le docteur Rieffel, cette maladie serait une fièvre scarlatine, terminée par des pustules qui tiennent le milieu entre la petite vérole et la varicelle, mais ne doit-on pas plutôt la ranger parmi les rougeoles *boutonnées* dont j'ai parlé au chapitre IV?

16.° Enfin, M. Libermann, médecin du canton de *Geispolsheim* m'a rapporté en dernier lieu (3 Avril), que par suite de l'exactitude mise dans les vaccinations, il ne s'était manifesté depuis long-temps aucune petite vérole dans son canton, excepté sur une petite fille qui n'avait pas encore été vaccinée.

Tel est le véritable état des choses, dans les campagnes de ce département, qui a servi à quelques-uns pour dresser un acte d'accusation contre la vaccine, et dont on a fait d'abord un épouvantail pour les faibles et les ignorants: de nouveaux rapports en réponse à des questions du jury médical, arrivent encore tous les jours, dont je ne grossirai plus ce mémoire, d'autant plus qu'ils ne sont qu'une répétition de ce qu'on vient d'exposer, et que je ne convaincrai pas davantage ceux qui ne veulent pas être convaincus. J'ai omis dans ce résumé de parler des rapports de MM. les médecins cantonnaux de *Strasbourg*, faits à M. le maire de cette ville, sur les maladies varioliques du dernier trimestre de 1825, parce qu'ils n'entrent dans aucun des détails nécessaires pour faire juger leurs observations, et que l'un d'eux, médecin du canton du Sud, dans son rapport du 7 Août, nous donne comme de vraies petites véroles, les varicelles de nos étudiants, que nous avons décrites au chapitre précédent; en sorte que je crains bien qu'un grand nombre de gens de l'art, pour se montrer au public de tous les rangs, *au courant des connaissances actuelles*, n'affichent une croyance obligée au retour de la petite vérole après vaccine; de même que nous avons vu des partisans outrés du système de Brown, se croire obligés de flechir le genou devant son *antipode*, d'admettre le mot nouveau de *gastro-enterite*, de soutenir que toutes les maladies sont des inflammations et doivent être traitées par des centaines de sangsues; extravagance déjà modifiée, qu'on aura peine à croire dans cinquante ans d'ici, et cependant, consacrée, ordonnée, lors de son introduction, par des ordres du jour, dans quelques divisions militaires. Pour moi, accoutumé depuis 40 ans, à ne déduire les vérités médicales que de l'observation et de l'analyse rigoureuse des faits, et laissant à un chacun la liberté de se prononcer comme il l'entend, je vais continuer à présenter à ceux qui partagent mes sentiments, le résumé du tableau de ce qui s'est passé, à ce sujet, à la clinique interne de cette faculté de Strasbourg, dressé jour par jour, au lit des malades, par mon fils, élève de la faculté.

Mois de Novembre, à la rentrée des cliniques, une seule fille convalescente, du pus de laquelle s'était frotté l'étudiant *Sengenwald*, cité précédemment, pour faire son expérience.

31 *Décembre* 1825, entrée de *J.-B. Polite*, joueur de vielle, ambulant, âgé de 13 ans, venant de Lunéville, où il avait couché avec un variolé, huit jours avant l'invasion de sa maladie, *non-vacciné*,

3.e jour de l'éruption d'une petite vérole discrète, sorti parfaitement guéri le 20 Janvier.

On a profité du pus fourni par cette variole très-bénigne, pour en essayer le 4 Janvier suivant l'inoculation sur des sujets très-antérieurement vaccinés, et l'on fit trois piqûres à chaque bras, avec une lancette chargée de ce pus; 1.° à *Caroline Weber*, âgée de 22 ans, vaccinée à l'âge de six ans, dont elle portait trois cicatrices distinctes à chaque bras. Le 5, légère inflammation à l'endroit des piqûres. Le 6, inflammation augmentée, avec légère tuméfaction; frissons pendant le jour, et chaleur augmentée, la nuit. Le 7, les piqûres sont déjà recouvertes d'une croûte, et le pouls est un peu plus fréquent. Le 8, idem. Le 9, le 10 et le 11, disparution insensible des pustules et le 12 disparution complète, comme si rien n'avait été. — 2.° A *François-Joseph Vallenback*, âgé de 6 ans, vacciné dans les premiers mois de sa vie : même procédé que pour la précédente. Le 5, même marche des piqûres. Le 6, manifestation de pustules. Le 7, les pustules sont enflammées, sans avoir des croûtes. Le 8, idem. Le 9, idem. Le 10, rougeur érysipélateuse autour des pustules du bras gauche; chaleur dans la nuit. Le 11, affaissement des pustules, mais continuation d'une aréole rouge, autour. Le 12 et le 13, disparution des pustules et de tous les symptômes. Nous ferons remarquer que la fille, sujet de la première expérience, était et est encore à l'hôpital, malade de la phthisie pulmonaire, et que le garçon était et est encore attaqué d'un ulcère scrophuleux au pied gauche, et d'une dartre à la face externe du bras droit. Une troisième expérience, et qui n'a pas eu plus de succès, a été de faire coucher avec ce dernier un autre enfant du même âge, vacciné, à côté du joueur de viole variolé, sans même qu'il en soit résulté aucun bouton.

Le 10 *Janvier* 1826. *Jean Acker*, garçon jardinier, âgé de 18 ans, est entré à la clinique le 9.e jour d'une fièvre exanthématique, dans laquelle l'éruption s'était manifestée depuis 4 jours. Il avait été vacciné dans son enfance, il vivait à la campagne et n'a pas pu dire comment il avait contracté sa maladie. Pustules à la face et à diverses parties du corps très-discrètes, pointues, de trois variétés, les unes transparentes, les autres en suppuration, et les troisièmes presque sèches. Aucun symptôme fébrile; appétit. D'après son rapport, il avait eu pendant cinq jours la fièvre, mal à la tête, nausées, vomissements etc., qui cessèrent lors de l'éruption. Le 11, aucun changement. Le 12, sixième jour de l'éruption, les pustules se sèchent, et elles tombent le 13; guéri le 15. On a regardé cette éruption, comme une varicelle, d'autant plus qu'il n'y a point eu de fièvre secondaire.

Le 11 *Janvier*. *Jean-Baptiste Chéry*, garçon sellier, âgé de 27 ans, n'ayant eu ni la petite vérole, ni été vacciné, est entré ce jour-là à la clinique, après sept jours de maladie, dont les trois premiers s'étaient signalés par divers symptômes fébriles, suivis le 4.e jour, d'une éruption pustuleuse qui s'était faite à la fois, à la face et aux membres, sans qu'il put en désigner la cause. Pustules du visage, petites et pointues, les unes transparentes, les autres puriformes, et les troisièmes déjà sèches; celles des membres sont plus discrètes, ou rares, et plus petites encore; point de fièvre. Le 12, 2.e jour de l'entrée de ce malade, 4.e de l'éruption, les pustules sont sêches et commencent à tomber. Le 14, il n'y en a plus sur le corps, et le 15 il en restait encore quelques-unes au visage, mais entièrement sêches. Sorti le 20. (Varicelle *chicken-pox*, pustules de poulet).

Le 27 Janvier. Jacques Lutzer, âgé de 18 ans, garçon cordier, non-vacciné, et n'ayant pas eu la petite vérole, contractée cette fois par contagion, au 10.e jour de la maladie, lors de son entrée; pustules de la face commençant à se sêcher; pouls et autres symptômes fébriles; constipation depuis 4 jours. Le 28, mêmes symptômes fébriles, continuation de la dessication des pustules. Le 29, celles des bras sont sêches, et le 30, dessèchement universel. Sorti le 6 Février.

Le 29 Janvier. André Finck, âgé de 16 ans, vacciné sans succès, la première année de sa vie, reçu depuis un mois à l'hôpital, pour une hémophthisie, et évacué ce jour 29, sur la clinique interne, pour des symptômes de variole, qui s'étaient montrés dès le 15. 5.e jour de l'éruption, pustules de toute part en suppuration, peu de symptômes fébriles. Le 30, continuation de la suppuration. Le 31, les pustules de la face sont desséchées, et celles des bras et des jambes, encore pleines de pus. Le 1.er et le 2 Février, suppuration de ces dernières. Le 3, dessication générale. Je remarquerai que tant ce malade que le précédent, qui étaient à l'hôpital, depuis long-temps pour d'autres maladies, ont dû contracter la contagion variolique, en fréquentant les variolés de la clinique, dans la cour de l'établissement, seul lieu de promenade, tant pour tous les malades que pour les aliénés, ce qui est un très-grand défaut, surtout quand il règne des maladies contagieuses.

Le 31 *Janvier. Jean Neuberg*, demi idiot, âgé de 13 ans, non-vacciné, ayant contracté la petite vérole par contagion, entré au 6.e jour de la maladie, au 3.e de l'éruption qui avait été précédée de 3 jours de fièvre, avec vomissements et douleurs violentes le long de l'épine du dos; pustules à la face et sur tout le corps très-nombreuses, mais séparées, encore à la période de l'inflammation; point de fièvre, pas d'appétlt, salivation. 1.er Février: pustules de la face bien plus nombreuses et presque confluentes, plus élevées; pouls fréquent, mais mou, chaleur, peau moite, salivation continuée, constipation, déglutition difficile, langue couverte de pustules sur les côtés. Le 2, toutes les pustules sont en état de suppuration; la face est enflée, les paupières sont œdémateuses; la salivation continue; pouls fréquent, sans chaleur augmentée, point d'appétit, point de soif. Le 3, suppuration en pleine activité, continuation de la fièvre et de la salivation. Mort suffoqué et subitement, vers le soir, et il a été question de l'ouverture de son corps, au chapitre III. (Ce cadavre, deux jours après la mort, lors de l'autopsie qui n'a jamais lieu à Strasbourg que 48 heures après, était encore couvert de pustules absolument semblables à celles du vivant.)

Le 16 *Février. Jean-Chrétien Lauff*, âgé de 7 ans, non-vacciné; 9.e jour de la maladie; pustules au commencement de la période de suppuration, presque confluentes; pouls fébrile, et autres symptômes de la même nature; yeux rouges et enflammés. Le 17, constipation, continuation de la fièvre, et suppuration prononcée. Le 18, idem, diminution de la fièvre, appétit et soif. Le 19, les pustules paraissent plus nombreuses au visage, et il y en a sur toute la langue; exacerbation des symptômes fébriles; assoupissement dans la matinée. Le 20, angine, et continuation des symptômes fébriles; langue très-blanche et couverte de pustules. Le 21, les pustules du front commencent à sécher, l'angine persiste, mais tous les symptômes fébriles ont disparu. Le 22, continuation de la dessication et disparition de l'angine. Le 23, idem. Le 24, presque toutes les pustules de la face sont sèches. Le 25, la langue se montre couverte de petits ulcères, qu'on touche avec un liniment composé de miel rosat et de borax; entièrement guéri le 28 Février, 21.e jour de la maladie.

Le 1.er *Mars. David Constœtt*, âgé de 20 ans, vacciné, d'après le rapport de sa mère, au troisième mois de sa naissance, ayant eu deux pustules vaccinales sur le bras gauche, et une sur le bras droit, mais dont il ne reste aucune cicatrice; d'après le même rapport, les piqûres étaient enflammées le 3.e jour, et les pustules entièrement formées le 7.e, où elles ont commencé à se sécher. Après quelques jours de symptômes fébriles, il s'était manifesté une éruption, sans cause connue, d'abord à la face, ensuite au tronc, enfin dans les membres. A son entrée, face couverte de nombreuses pustules non-confluentes, pointues, et déjà en majeure partie, en suppuration; les pustules des bras sont plus larges, et pas encore remplies de pus; symptômes fébriles, angine légère, constipation. Le 2, symptômes fébriles plus intenses, pustules plus larges et plus pleines, visage enflé; yeux fermés par la tuméfaction des paupières; lèvres entourées de pustules, lesquelles assiégent également la langue vers sa pointe. Le 3, idem, mais amélioration générale. Le 4, commencement de dessication.

Le 5 et le 6, la dessication continue. Le 7, apparence générale de retour à la santé, ce qui se continue jusqu'au 16, où se montrent encore au-dessus des joues, quelques pustules verruqueuses insignifiantes qui tombent au bout de deux jours. Guérison complète le 23 Mars.

Le 9 Mars. Philippe-Henri Vettling, garçon cordonnier, âgé de 22 ans, vacciné dans sa première enfance, ce dont il porte trois cicatrices sur le bras gauche, mais aucune au bras droit, lequel est couvert sur le muscle deltoïde d'une large plaque dartreuse, sans que le malade ait pu, à cet égard, donner aucun détail. Il a rapporté être entré 14 jours auparavant dans une maison où règnait une petite vérole confluente, à quoi il attribue sa maladie, qui a commencé le 1.er Mars; jour, où il fut pris de frissons et de chaleurs alternatives, douleur de tête et divers autres symptômes fébriles, ainsi que d'une diarrhée qui le tourmentait jour et nuit, ce qui continua jusqu'au 6 Mars, époque où se montrèrent des pustules rouges, d'abord à la face, ensuite au tronc et sur les membres, qui firent disparaître tous les symptômes fébriles. Le 9, jour de son entrée à la clinique, face tuméfiée autour des paupières et du nez, recouverte de petites pustules rouges, pointues, discrètes, non encore en suppuration, tandis que celles des autres parties suppuraient déjà, quoique moins élevées; point de fièvre d'ailleurs; état naturel. Le 10, idem, face moins enflée. Le 11, les pustules contiennent peu de pus, plusieurs sont affaissées et sèches. Le 12, la face est encore un peu enflée autour des yeux, et la dessication est presque complète. Le 13, idem, et le 17, complètement guéri de cette maladie, dans laquelle il ne s'était point manifesté de fièvre depuis le 6 Mars. (Éruption entre le *chicken-pox* et le *swin-pox.*)

Le 20 *Mars. Godefroy Rüdling*, âgé de 12 ans, non-vacciné, ayant pris la petite vérole de sa sœur, et d'une famille de quatre enfants, dont aucun n'a été vacciné, et ayant tous subi la maladie les uns après les autres, dans une petite rue dite de *Schillig;* entré à la clinique au 8.e jour de l'invasion, où il a présenté, grand nombre de pustules varioliques à la face et sur les bras, déjà en suppuration, et un moindre nombre sur les jambes; pouls et chaleur fébriles, selles naturelles. Le 21, idem. Le 22, la dessication commence à se montrer, et continue le 23 et le 24, jour où toutes les pustules sont desséchées, excepté celles des jambes. Le 25, continuation du dessèchement; guéri entièrement le 29.

Le 28 *Mars*, a été envoyée à la clinique, *Catherine Kling*, servante, âgée de 24 ans, qui n'avait jamais été soumise à la vaccination, et qui était traitée à l'hôpital depuis six semaines pour une tumeur blanche à l'épaule droite, se trouvant au septième jour de la variole qu'elle avait contractée à l'hôpital. La maladie eut sa marche ordinaire, l'éruption était presque confluente, et Catherine fut tourmentée jusqu'au 2 Avril, d'une angine, avec ptialisme continuel et dégoût pour les aliments. Sortie parfaitement guérie le 15 Avril.

Le 18 *Avril*, est entrée à la clinique, *Madelaine Landolf*, âgée de 14 ans, au 5.e jour de la petite vérole, n'ayant jamais été vaccinée. La maladie n'a offert rien autre de remarquable, sinon que les deux premières nuits de son séjour à la clinique, elle a présenté du délire, et un épistaxis qui s'est encore renouvelé plus tard. Le desséchement était complet au 13.e jour, et présentait par conséquent un exemple de *petite vérole courte*, véritable, puisqu'il y avait eu fièvre de suppuration ; l'épistaxis y avait-il contribué? Guérie le 2 Mai.

Le frère de la précédente, *Henri Landolf*, âgé de 5 ans, pareillement non vacciné, est entré à la clinique avec sa sœur (le 18 Avril), au 7.e jour de la maladie. La variole, qui a suivi sa marche accoutumée, a présenté ceci de particulier que, quoique de la même source que celle de sa sœur, la dessication n'a commencé à la face qu'au 14.e jour, et que le 6 Mai, les croûtes n'étaient pas encore toutes tombées.

Le 25 *Avril*, est entrée *Eugenie Fröh*, âgée de 9 ans, vaccinée sans succès le 19, étant au 5.e jour de sa petite vérole. Marche régulière. La dessication a commencé à la face, le 2 Mai, et se continue encore aujourd'hui 6, par le reste du corps. Cette malade n'offre rien de remarquable, sinon un exemple de la non-susceptibilité pour la vaccine, de quelques sujets qui sont déjà dans l'imminence de l'éruption variolique.

Je laisse au lecteur impartial à juger lui-même si les exemples que nous venons de donner ne sont pas effectivement tous en faveur de la vaccine; si même le département et la ville où j'écris, n'eussent pas continué à ne pas être exempts de la petite vérole, si l'insertion jennérienne avait été poursuivie avec le même zèle chez tous les nouveaux nés, comme durant les premières années qui ont suivi la publication de l'arrêté de M. *Lézay-Marnésia*, et si les récalcitrants n'eussent pas été atteints par des contagions venues du dehors; le lecteur ne se trouve pas moins en état de juger du véritable point de la question relativement aux affections varioleuses, autres que la petite vérole franche; et, quant à l'incertitude que pourrait encore lui laisser ce petit nombre de variolés qui disaient avoir été vaccinés, elle sera, j'espère, entièrement levée pour lui, comme elle l'est pour moi, par la comparaison qu'il va faire de ces vaccines, avec celle qui est seule capable de préserver, dont il sera question au chapitre suivant; seul moyen de n'être plus condamné à l'irrésolution par ces raisonneurs qui attachent un grand mérite à remettre en problême ce qui avait déjà été jugé[1])!

---

1) En achevant ce chapitre, il m'est tombé dans les mains un des journaux de ce département, renfermant la lettre suivante, de prime abord très-alarmante, et qui prouve du moins combien il est nécessaire d'éclairer le peuple sur de semblables matières :

«Une lettre de *Pfaffenhoffen*, en date du 1.er Mai, nous mande »ce qui suit : La petite vérole règne de nouveau dans les campagnes, »et notamment à Pfaffenhoffen et dans les environs. Hommes et en»fants vaccinés ou non en sont également atteints. Cette maladie n'est »cependant pas partout également dangereuse ou mortelle. Ceux qui »ont été vaccinés en sont quittes pour la plupart sans grandes dou»leurs, et n'en conservent même pas de marques; mais ceux qui ne »l'ont pas été, en gardent ordinairement des traces plus ou moins »profondes. On compte même de nombreuses victimes dans plusieurs »villages. Pfaffenhoffen a eu et a encore un grand nombre d'enfants et »de personnes plus âgées atteints de cette maladie. Une jeune fille qui »avait été vaccinée au berceau, se fit de nouveau vacciner, lorsqu'elle »fut parvenue à l'âge nubile. Elle eut quatre boutons à chaque bras »qui parvinrent à leur maturité et se séchèrent; mais environ trois »semaines après, des boutons naturels parurent, mais il n'y en avait »que cinq qui ne causèrent aucune douleur, et qui disparurent, après »avoir atteint leur maturité, sans avoir causé aucun ravage. Jusqu'à »présent personne n'a encore succombé ici. A *Ringeldorf* au contraire, »ainsi que dans plusieurs autres communes voisines, cette maladie a »déjà enlevé beaucoup de monde, notamment à *Obermodern*, 26 per»sonnes jeunes et âgées, et à *Urweiler* 13; parmi ces dernières,

CHAPITRE VI.

De la vaccine qui préserve et de celle qui ne préserve pas.

Nous allons décrire dans ce chapitre les précautions à prendre pour une bonne vaccination; la marche, développement, forme et l'essence du bouton vaccin, ainsi que les symptômes généraux et locaux qui accompagnent les périodes de son accroissement et de sa disparition; les circonstances qui peuvent faire douter du succès de l'opération; les caractères auxquels on reconnait qu'on n'a procuré qu'une fausse vaccine, non préservative; et nous terminerons par indiquer à quelle époque on peut être sûr que la vaccination a détruit la disposition à être affecté par le *contagium* variolique.

»douze n'avaient pas été vaccinées, la treizième, qui était un enfant »déjà vacciné, était maladive depuis sa naissance. Cette commune a »encore beaucoup de malades, mais il paraît qu'ils ne courent pas de »grands dangers. Il y a peu de temps qu'une fiancée y fut saisie de »vertiges au moment où elle était au pied de l'autel, et presqu'aussitôt »après la bénédiction nuptiale qu'elle eut à peine le temps de recevoir, on la reconduisit chez elle à moitié évanouie; la petite vérole »se déclara, et le lit de douleur la reçut, au lieu de la couche nup»tiale. Bientôt après le médecin cantonal arriva au village, et toute la »population, jeunes et vieux, accoururent vers lui, pour se faire vac»ciner. On vit des petits enfants relever eux-mêmes avec courage les »manches de leurs chemises, et présenter à l'envi, les regards joyeux »d'espérance, leurs bras à la lancette bienfaisante du docteur.» (Extrait du courrier du Bas-Rhin. Jeudi 4 Mai 1826.)

Je ne ferai aucun commentaire sur cette lettre qui paraît avoir été écrite par une personne étrangère à l'art de guérir, qui manque d'ordre, de détails et d'explications; je me contenterai de signaler la contradiction qui existe entre cette phrase : *hommes et enfants vaccinés ou non, en sont également atteints*, et celle par laquelle la lettre est terminée, qui exprime l'empressement avec lequel chacun accourt pour se faire vacciner : le peuple a-t-il coutume de montrer un si grand empressement pour des choses dont l'utilité ne lui est pas bien démontrée ? donc, etc.

La vaccination consiste, comme l'on sait, à insérer dans une partie quelconque du corps humain, ordinairement aux bras, avec la pointe d'une lancette ou d'une aiguille, l'un ou l'autre instrument porté de plat entre l'épiderme et la peau, du virus vaccin puisé soit immédiatement dans une des pustules d'un autre vacciné, ce qui est le plus sûr, ou tiré d'un tube de verre fermé hermétiquement, ce qui est la meilleure manière de le conserver, ou pris entre deux verres plats, où l'on en avait déposé, moyen assez souvent infidèle. On fait ordinairement et par précaution, deux à trois piqûres à chaque bras, distantes de trois à quatre doigts l'une de l'autre, en commençant par le moignon de l'épaule. Les précautions suivantes doivent être prises en faisant cette opération : 1.° Quoiqu'elle puisse être pratiquée à tous les âges de la vie, et qu'il n'y ait pas de temps d'élection quand il règne des épidémies varioliques, cependant il est prudent d'attendre que les nouveaux nés aient atteint au moins l'âge de deux mois; 2.° quoique les virus ne se mélangent pas, il n'est pas moins prudent de recueillir autant que possible le virus sur des sujets sains; 3.° la pustule où on le puise doit être claire et transparente, autrement, si elle commence à être louche, on s'expose à donner une fausse vaccine; 4.° il faut éviter, lorsqu'on pique, de faire couler du sang, car on s'expose alors à ce que le virus inséré soit entraîné avec cette humeur; 5.° l'on doit éviter de trop rapprocher les piqûres, crainte de voir se réunir les aréoles qui surviendront, ce qui produit une inflammation vive, érysipélateuse, quelquefois phlegmoneuse et très-douloureuse, et qui nuit souvent au succès de l'opération; 6.° le vaccin dessêché dans les tubes ou entre deux verres, ne doit être délayé par aucun liquide, pas même par une seule goutte d'eau, ce qui lui fait perdre toute son efficacité, mais il faut se contenter d'exposer les verres à la vapeur de l'eau chaude; 7.° il est reconnu que l'usage, déjà abandonné, d'insérer des mèches de fil imprégnées de vaccin, ou de se servir de croûtes pulvérisées et délayées, a été cause d'un très-grand nombre de fausses vaccines.

Lorsque l'opération doit réussir, les piqûres n'offrent aucun travail bien sensible, du premier au troisième jour; mais, du quatrième au cinquième, on commence à apercevoir de la rougeur et un peu d'élévation, accompagnées d'un sentiment de démangeaison assez fort. Du cinquième au septième jour, la rougeur et la démangeaison sont plus marquées, et l'on aperçoit distinctement un petit bouton qui a une dépression au centre, comme dans la variole franche, lequel se développe assez rapidement, et présente sur la fin du septième jour, un bourrelet rond, d'une couleur argentée, qui contient une matière limpide, déjà bonne à être insérée et à préserver : cette matière n'a ni odeur, ni couleur; elle est transparente et se dessêche facilement à l'air; elle se durcit comme du vernis ou de la gomme, et conserve, dans cet état, plus ou moins sa transparence; elle n'est point renfermée dans une seule cavité vésiculaire, mais le bouton a une structure celluleuse, dont chaque cellule est indépendante de sa voisine, ce qui fait qu'on peut la piquer pour en vider la liqueur, sans risquer de faire écouler celle des autres cellules. En même temps, une aréole d'un rouge plus ou moins vif se forme autour de chaque bouton, laquelle présente vers la fin du huitième jour, ou au commencement du neuvième, un aspect phlegmoneux, avec tension et gonflement, qui s'étendent souvent beaucoup. Depuis l'instant où l'aréole se forme, jusqu'à celui où elle s'est le plus étendue, l'on remarque, si l'on y fait attention, le développement de divers symptômes généraux, tels que mal-aise, baillement, nausées, vomissements, fréquence du pouls, enfin un peu de fièvre, ce qui dure pendant deux ou trois jours. Ainsi la marche et les phénomènes du bouton vaccin provoqué par l'insertion, ne sont pas simplement locaux, mais ils s'accompagnent de symptômes généraux, que je regarde avec tous les bons observateurs, comme essentiels et indispensables pour obtenir une bonne vaccine, une vaccine constitutionelle capable de détruire une disposition générale, et à laquelle on puisse entièrement se fier.

Au neuvième jour de l'insertion, et quelquefois sur la fin du huitième, la liqueur du bouton commence à devenir opaque et blanchâtre : depuis ce jour, jusqu'au onzième, la rougeur des aréoles va en diminuant, et finit sur la fin de ce onzième jour, par se dissiper tout à fait. Il se forme au milieu de chaque bouton une croûte jaunâtre, qui gagne rapidement, du centre à la circonférence, qui brunit du onzième au treizième jour, et qui tombe du vingtième au trentième. Cette croûte, lorsqu'elle est tombée, est dure au toucher, sèche, polie et luisante, bombée, et souvent ombilicale : il reste sur la place occupée auparavant par les boutons, une dépression, ou cicatrice blanche-ridée, présentant, comme on le dit, une apparence goffrée, indélébile, à laquelle on reconnaît en tout temps que le sujet a été vacciné.

Tels sont les caractères que doit avoir une vaccination propre à préserver de la variole; il reste à ceux qui parlent de cette maladie arrivée après vaccine, de voir si tous ces caractères s'étaient rencontrés dans les sujets vaccinés qu'ils donnent pour exemples.

Mais, les saisons, les pays, les degrés de température et les constitutions individuelles, font un peu varier la marche ordinaire de l'éruption vaccinale : elle est en général, plus rapide en été qu'en hiver, dans les pays chauds, que dans les régions froides : lorsque la saison est chaude et sêche, comme dans les étés de 1811 et 1822, le bouton est tout à fait opaque au neuvième jour, et l'aréole est déjà pâle, tandis que cette époque est retardée de deux à trois jours dans les étés froids et pluvieux, comme nous l'avons vu en 1816. La situation au Nord retarde la maturité du bouton, tandis qu'elle est avancée dans les lieux secs, élevés, exposés aux rayons solaires et à l'air libre. J'ai eu de fréquentes occasions dans les maisons d'orphelins de m'assurer que la vaccine allait plus vîte chez les tempéraments sanguins que chez les sujets mous et cachectiques, en sorte que sans fixer d'une manière absolue le jour où l'on peut prendre du vaccin, je dois dire que le moment le plus opportun pour cela est celui, où la liqueur argentée est formée, jusqu'au moment où elle devient opaque, nuance qui n'est plus propre à donner une bonne vaccine.

Il n'est pas rare de voir la vaccine manquer chez certains sujets, ou bien les pustules avorter avant leur maturité. On cite des familles entières de sept à huit enfants, vaccinées sans aucun résultat, quoiqu'on eût pris toutes les précautions requises, et qu'on y fût revenu à plusieurs reprises. L'on doit néanmoins réitérer les vaccinations à diverses époques, puisqu'on a des observations qu'elles ont alors réussi, ainsi qu'il est si souvent arrivé pour la petite vérole naturelle et inoculée, et même pour la peste. Quant à l'avortement des pustules avant leur maturité, la cause en est bien souvent due soit à des lésions mécaniques, comme de s'être gratté ou frotté, soit à la naissance de quelques maladies fébriles, qui ont suspendu la marche régulière de la vaccine, qui tantôt reparaît quand la fièvre est terminée, et tantôt se trouve avoir tout à fait avorté. On en a de nombreux exemples avec la fièvre de dentition, les fièvres diarrhoïques et catarrhales. Les pustules dont la nature est faible (petites, peu développées), cèdent à de faibles obstacles, et l'on a souvent réussi chez des individus, où la vaccination avait manqué étant levés, en les revaccinant dans le lit, à jeûn, avant qu'ils se fussent habillés; ou en frottant la peau du bras, avant de piquer, avec de la flanelle, de la moutarde etc.

Divers autres accidents se présentent dans une pratique un peu étendue, en fait de vaccine, et viennent prouver que cette branche de l'art n'est pas aussi simple qu'on se l'imagine, et qu'elle ne requiert pas moins, que toute autre un médecin exercé : par exemple, 1.° il arrive quelquefois qu'en voulant prendre du vaccin dans les pustules d'un enfant, on les pique jusqu'au sang, et qu'il résulte des boutons noirs, de l'insertion de cette lymphe sanguinolente; on affirme qu'il n'en est pas moins résulté une vaccine régulière; mais je pense que le plus sûr est de ne pas s'y fier; 2.° j'ai la même opinion, nonobstant des avis contraires, des pustules qui, au lieu d'être cristallines, contiennent un liquide jaunâtre ou vert foncé, et dont l'aréole, loin d'être rouge, est d'un blanc jaunâtre; 3.° la formation d'ulcères sur l'endroit piqué est toujours suspecte, et l'on doit se méfier de tout ce qui est purulent, car le bouton vaccin n'est point un abcès, comme la pustule variolique, il est d'une formation organique, celluleuse, presque ressemblante à celle du cristallin; 4.° les éruptions cutanées, de formes et de nature diverses, qui se montrent quelquefois très-abondamment chez certains sujets irritables, au troisième, quatrième, cinquième jour de l'insertion vaccinale, contribuent assez souvent à rendre la vaccine irrégulière, et doivent, dans ce cas, engager à la réitérer, dans un temps plus opportun; 5.° la marche régulière de la vaccine est souvent troublée par la présence de la galle, des dartres, de la teigne, des croûtes laiteuses : la première donne quelquefois aux pustules de vaccine un coup d'œil trouble et jaunâtre, qui les rend semblables aux pustules psoriques en suppuration, ou bien elles sont emportées par les frottements, et remplacées par des croûtes jaunes. Sous l'influence dartreuse, l'on voit souvent les pustules vaccinales se couvrir d'une croûte mince, platte, irrégulière, molle et jaune, sans aréole et sans fièvre; d'autre fois ces affections cutanées détruisent toute l'impression locale des piqûres, attirent à elles l'action du virus vaccin et en acquièrent beaucoup plus de vivacité.

L'on voit par là à combien d'accidents qui peuvent faire manquer son effet, la vaccination est sujette, et combien les vaccinés doivent être surveillés pendant tout le temps légitime que doit durer cette légère maladie. En ne revoyant plus les sujets opérés, l'on s'expose à ignorer qu'on n'a produit qu'une éruption non préservative, une *fausse vaccine*, bien capable d'induire les parents en erreur, et de les faire par la suite accuser la vaccine d'inefficacité; mais, avec un peu d'attention, chacun, sans être médecin, pourra reconnaître aux indices suivants, et par conséquent être averti qu'il doit faire procéder à une nouvelle vaccination:

1.° S'élève, au bout de deux ou trois jours, souvent même plutôt, une inflammation, à l'endroit des piqûres, qui, dans certains cas, disparaît bientôt, et s'avive, au contraire, dans d'autres, laissant suinter une sérosité gluante, par fois trouble et puriforme, laquelle, au bout de cinq à six jours, se convertit en une croûte jaunâtre et feuilletée, qui ne tarde pas à tomber.

2.° Ou bien, on voit s'élever au 2.e, 3.e ou 4.e jour de l'insertion, sur la piqûre déjà enflammée, un petit bouton, rougeâtre ou bleuâtre, qui ne contient que peu ou point de sérosité, qui devient pâle et tombe en peu de jours; d'autre fois ce bouton se convertit rapidement en une petite vésicule ou pustule, blanchâtre ou jaunâtre, de la grosseur d'un pois; sa forme est pointue, ronde, carrée, rarement platte ou comprimée dans le milieu, comme dans la vraie vaccine; d'une nature molle et délicate; entourée d'une rougeur irrégulière, rayonnante, linéaire; contenant une humeur, en petite quantité, ordinairement trouble, laiteuse ou puriforme. Il n'est pas rare de voir aussi cette fausse vaccine s'accompagner d'un mouvement fébrile, suivi d'une éruption générale de boutons rouges ou de petites vésicules, accompagnée même d'une inflammation considérable du bras, avec dureté et enflûre; et ce qui est plus décevant, c'est que lorsqu'elle a atteint un développement complet, elle a aussi la propriété de se communiquer : mais on parvient facilement à se détromper, parce que de même que la pustule de la fausse vaccine se développe avec rapidité, de même aussi disparaît-elle promptement, elle se crève, et sèche, du 5.e, 6.e au 7.e ou 8.e jour, formant une croûte jaunâtre ou d'un brun clair, cérumineuse ou feuilletée, qui tombe et laisse une cicatrice platte, alongée, un peu blanche, sans points froncés, et fort semblable aux cicatrices de la varicelle.

3.° Quelque fois on trouve sur un bras ou sur les deux, les véritables boutons de vaccine, confondus avec de fausses pustules qui se sont formées deux à trois jours après l'insertion, et dont l'inflammation qui les entoure, se confond avec l'aréole des boutons de la bonne vaccine, ce qui peut produire de l'erreur dans le choix du point où l'on recueille ce virus; mais, indépendamment des différences dont il vient d'être question, cette erreur sera facilement évitée, si l'on fait attention que la fausse vaccine n'est composée que d'une cavité vésiculaire, laquelle étant ouverte, laisse couler à la fois toute la sérosité qu'elle contient, tandis que dans la vraie vaccine, la pointe de la lancette ne puise que dans une cellule, laissant les autres intactes.

Dans le doute qu'on aurait sur la qualité du virus employé, ou même par surcroît de précaution, on pourra mettre en pratique un procédé recommandé par le docteur Bryce[1]), fondé sur la nécessité reconnue, que la vaccine, pour être préservative, doit produire des symptômes généraux : ce procédé con-

1) V. la bibliothèque universelle, tome X, Avril 1819.

siste à n'opérer d'abord que sur un bras, et le surlendemain sur un autre bras; l'on voit au cinquième jour de la seconde vaccination, si l'état vaccinal est devenu constitutionel, les boutons de l'un et de l'autre bras avoir atteint une égale maturité, puis, à l'époque déterminée, se dessêcher en même temps.

Souvent il arrive dans les épidémies varioliques qu'on vaccine des sujets qui sont déjà sous l'influence de la contagion, ou qui ne prennent pas par la suite assez de précautions pour s'en garantir, jusqu'à ce qu'ils aient perdu la susceptibilité d'en être affectés : des médecins même, pour complaire aux parents et aux enfants, et faire cesser l'état d'isolement, n'ont pas craint de déclarer les vaccinés à l'abri, dès le moment de la formation de l'aréole de la vaccine; et ces défauts de précaution ont nui plus qu'on ne le croirait à la réputation du bienfait *jennérien*. Il convient donc de terminer ce chapitre par fixer les deux époques, où l'on peut vacciner sans crainte que la variole vienne se mêler à la vaccine, et où les sujets vaccinés peuvent impunément fréquenter les variolés.

Et d'abord, nous avons nombre d'exemples qui prouvent qu'on a pu habiter huit, dix, douze et plus de jours avec des variolés, sans avoir éprouvé aucune altération dans la santé, laquelle altération a ensuite commencé à s'annoncer le 13.e, 14.e, 15.e jour; il n'est pas moins constant que si le virus variolique a été absorbé avant que la vaccination ait acquis le degré propre à détruire toute susceptibilité, les deux virus, vaccin et variolique continueront à produire leurs effets respectifs, sans être amoindris l'un par l'autre : le 12 Juillet 1825, j'ai voulu en donner une preuve convainquante aux élèves de la faculté, à l'occasion de l'enfant variolé, qui avait été transporté à la clinique, le 9 : la petite sœur de ce malade, quoique vivant dans la même atmosphère que son frère, jouissait encore ce jour là d'une bonne santé; elle était gaie, vive, et mangeait de bon appétit. Je la fis vacciner le 13, de grand matin : le 14 et le 15, point de changement, les piqûres semblent se cicatriser, et la petite fille continua à se bien porter. Dans la nuit du 15 au 16, agitation, soif, chaleur. Le 15 au matin, légère rougeur, avec élévation, autour des deux piqûres du bras gauche, tandis que celles du bras droit sont moins avancées. Le 17, ces boutons sont plus développés, plus rouges, plus élevés, mais en même temps, manifestation évidente de la petite vérole qui parcourut son cours ordinaire jusqu'au 4 Août suivant, époque où cette famille s'en retourna à Metz, et dont je ne parlerai plus ici, en ayant consigné l'histoire dans le 3.e n.^{o} du journal de la Société des sciences, agriculture et arts du Bas-Rhin, pour l'année 1825, page 393 et suiv. Le 18, les boutons vaccins se montrent plus élevés, plus étendus, présentant au centre une légère cicatricule qui est déprimée, mais sans aréole, et différant fort peu des boutons de petite vérole, qui sont à leur côté; l'on y aperçoit déjà une sérosité limpide, qui est plus abondante le 21, mais toujours sans aréole. Le 26, époque où les pustules varioliques de la face commençaient à se dessécher, les boutons vaccins étaient d'une belle grosseur, même plus que ceux de la variole, nonobstant que l'enfant les eut souvent dérangés, en se grattant, et se trouvaient remplis d'une humeur purulente. Le 1.er Août, ils sont secs, et forment des croûtes d'un brun foncé.

Le 3, ces croûtes tombent, excepté une, et laissent des cicatrices étendues, mais peu profondes. Le 4, jour du départ, il en restait encore une. Voilà par conséquent les deux antagonistes qui ont parfaitement bien marché ensemble d'une manière régulière, car ici la vaccine, nonobstant la chaleur de la saison et le tempérament sanguin de la petite malade, n'en a pas moins suivi son cours, et les croûtes ne sont tombées que fort tard, sans que la variole en ait été adoucie : d'où résulte le principe que je crois pouvoir donner comme une règle, qu'il est inutile de vacciner ceux qui ont communiqué avec des variolés, ou qui ont été dans leur atmosphère, et que durant le règne des épidémies, lorsqu'on s'est décidé à pratiquer la vaccine sur des sujets qu'on ne croit pas encore infectés, on doit les tenir entièrement isolés, jusqu'à l'époque à laquelle l'expérience a appris que la vaccine a exercé son effet préservatif.

Il ne saurait plus y avoir de contestation sur cette époque, et je me réunis au docteur Krauss, médecin du cercle de Mézat, en Bavière, pour blâmer ceux qui l'ont fixée au temps de la formation de l'aréole ; car, l'on a vu la vaccine, au onzième jour, sans que cela ait empêché l'apparition des symptômes varioliques, trente-six heures plus tard. Cette époque heureuse est seulement arrivée après, qu'à la suite d'une vaccine constitutionelle, la croûte est bien formée, qu'elle est prète à tomber, ou qu'elle est tombée, ce qui porte le terme de précaution à *celui de vingt jours*, depuis le moment de la vaccination.

CHAPITRE VII.

Des mesures administratives réellement efficaces pour parvenir à l'extinction de la petite vérole véritable.

Nous avons ici un nouvel exemple parmi mille autres, de cette indifférence des classes communes de la société pour les choses utiles, de l'opiniâtreté avec laquelle elles résistent à admettre volontairement les moyens qui leur sont proposés même pour la conservation de leur santé et de leur vie, lorsque les maux dont on leur renouvelle le tableau ne sont pas présents, de la préférence qu'elles donnent aux préventions aveugles et aux opinions les plus absurdes, et de la nécessité indispensable qu'il y a de les diriger, et de leur appliquer pour leur propre bonheur les règles de la raison armée de toute l'autorité publique. Par exemple, j'ai sous les yeux un extrait officiel des archives de la ville de Metz, depuis le 5 floréal an IX, jusqu'au 28 Août 1825, duquel il résulte que dès la découverte de la vaccine, les habitants de cette ville ont été avertis par l'administration municipale des avantages inappréciables de cette pratique, et invités à amener leurs enfants à la maison commune, pour y être vaccinés gratuitement; le même avis est répété chaque année plusieurs fois, et le nombre des récalcitrants oblige le maire à ordonner par arrêtés du 7 Octobre 1807, et 1.er Octobre 1811, qu'on ne recevra dans les écoles primaires et dans les ateliers de la ville que des enfants qui auraient été vaccinés, à moins qu'ils ne portent des marques de la petite vérole, de rechercher les auteurs des bruits que l'on fait circuler pour détourner les parents de la vaccine, et de placer à l'avenir sur la porte d'entrée des maisons où règne la petite vérole, un écriteau portant ces mots : *la petite vérole règne dans cette maison*. D'autres arrêtés énergiques du même maire, M. le docteur et baron MARCHANT, du 17 Avril 1813, 9 Juillet 1814, et 5 Avril 1815, confirment ces dispositions, créent des cours de vaccination, veulent que les vaccinés soient encore visités le 9.e jour, intiment aux instituteurs et institutrices de renvoyer de leurs écoles les enfants qui n'ont pas été vaccinés et n'ont pas eu la petite vérole; et cependant nous apprenons de ces arrêtés même, que cette maladie règne dans la ville, par l'entêtement des habitants de certains quartiers. De nouveaux arrêtés, du 7 Novembre 1816, et 20 Mars 1819, pris par le successeur de M. MARCHANT, annoncent les mêmes faits et portent les mêmes dispositions pour engager à la vaccine; depuis lors, la cruelle petite vérole n'a pas cessé de se montrer à Metz, comme nous l'apprenons par les avis et arrêtés du 1.er Juin et 11 Octobre 1819, 27 Avril et 8 Novembre 1820, 9 Octobre 1822, 19 Novembre 1823, et 7 Juillet 1824, tous prescrivant des mesures de précaution pour s'opposer à la propagation de la petite vérole; enfin, un avis du 27 Août 1825, annonce que depuis quelque temps, plusieurs enfants sont morts victimes de cette maladie, et que plusieurs autres en sont encore atteints; rappelle les parents insouciants à des principes d'humanité et à leur devoir envers leurs enfants, en les faisant vacciner. Une note ajoutée à cet extrait fait connaître que par une convention tacite, les individus morts à la suite d'une variole soupçonnée vraie, ne sont plus présentés aux églises des diverses communions. L'on a vu dans mon V.ᵉ chapitre, que MM. les maires du département du Bas-Rhin ont tous fait spontanément des efforts pour arrêter dans leurs communes respectives les progrès de la petite vérole : depuis long-temps celui de la ville de Strasbourg avait pris l'initiative, prescrit l'isolement des variolés, et ordonné aux médecins cantonnaux de la ville et à tous autres, de signaler immédiatement à la police tous les malades de cette classe qu'ils auraient occasion de découvrir dans leur pratique [1]), et je pourrai rapporter de semblables efforts faits par diverses autorités municipales dans d'autres pays, et avec de très-faibles résultats, ce qui prouve que ces autorités n'ont pas assez de force pour faire le bien, excepté lorsqu'elle s'exerce sur des administrés dociles et raisonnables, ce qui ne se rencontre pas toujours.

Ici se présente une question politique qui a déjà fait bien des fois le sujet de mes réflexions à l'occasion de tant de situations, où la liberté est méconnue quand il s'agit de faire le mal, et de commettre des injustices, et où elle est invoquée quand on veut un obstacle à faire le bien, savoir : si, en bonne police, et avec l'assurance que nous avons des heureux effets de la vaccine, un gouvernement sage ne devrait pas rendre la vaccination obligatoire, séquestrer les variolés, sinon interdire, du moins poser des conditions à l'inoculation variolique, et établir un lazaret pour ceux qui voudraient se faire inoculer, ou qui auraient la petite vérole? Cette question a été agitée devant le parlement britannique,

---

1) Lettre de M. DE KENTZINGER, du 28 Avril 1826, confirmative des arrêtés précédents pris par son administration.

en 1810, et ajournée par respect pour la liberté individuelle, et elle a été adressée en 1822, par le magistrat de Genève, à la faculté de médecine de cette ville, qui y a répondu négativement, également sous le prétexte qu'il ne fallait pas gêner la liberté des citoyens[1]). Telle est l'opinion que l'abus des théories anglaises fait pareillement règner en France; mais pour peu qu'on voulut y faire attention, il serait bien aisé de voir, 1.° que ce n'est pas d'une liberté de sauvages, dont il s'agit dans l'ordre social, mais de celle qui, sous l'égide des loix, peut être utile à tous, et n'être nuisible à personne, et qu'en laissant une liberté illimitée, en fait de choses nuisibles, comme l'est la petite vérole, c'est faire tout le contraire de ce qui est l'essence de la liberté sociale, puisque celui qui en est attaqué s'expose à nuire à un grand nombre de ses concitoyens, ce qui est une grande injustice; 2.° que les gouvernements sont établis pour que de semblables limites ne soient pas dépassées, qu'ils ont par conséquent le droit, comme il est de leur devoir, en leur qualité de modérateurs suprêmes, d'écarter tous les fléaux qui viendraient fondre sur leurs sujets, nonobstant l'opposition de quelques-uns d'entre eux, et sans qu'il soit besoin, dans des choses aussi simples, de consulter les médecins. Si nous en croyons un journal allemand cité par l'*étoile*, dans son n.° du 6 Février 1826, une ordonnance aurait paru récemment à Berlin, aux termes de laquelle, toutes les personnes qui, après un certain âge, n'auraient pas eu la petite vérole naturelle, ou ne se seraient pas fait vacciner, seraient passibles d'amende et de prison.

---

1) Biblioth. universelle, tome XXVIII, p. 240.

Voilà donc tout l'opposé; de quel côté se trouve le bien? En vérité, quoique passionné aûtant que qui que ce soit pour une sage liberté, je ne puis que me réunir à l'historien de la vaccine, en Angleterre, M. James Moore, lequel attribue une grande partie de l'opposition qu'on met dans son pays à la vaccine, « à la liberté politique dont on y jouit, qui permet à l'art médical d'avoir ses *Hunt*, comme la politique, et qui laisse un libre cours à l'empyrisme et aux impostures médicales de tout genre, que les loix plus rigides des autres pays ont en leur pouvoir de restreindre ou d'empêcher; en sorte que la facilité de s'opposer au mal, et de punir les imposteurs, compense, et au-delà, la privation d'une partie de cette liberté dont on se pavanne si fort dans les pays plus libres. »

Qu'observons nous, en effet, dans les trois royaumes unis de la Grande-Bretagne, dans le canton de Genève et en France, où chacun est le maître de faire ce qu'il veut, relativement à la vaccine? la petite vérole régner, moissonner, mutiler, et faire accuser la vaccine des fautes qui n'appartiennent qu'à l'imprévoyance! que voyons-nous au contraire dans les pays dont les gouvernements ne rencontrent aucun obstacle à faire le bien, et qui sont assez éclairés et assez fermes pour le faire; la petite vérole presqu'entièrement éteinte, et la vaccine dépouillée des préventions dont on l'accable dans ces premiers états : « A Vienne en Autriche, écrivait M. le docteur de Carro, le 5 Février 1820, aux rédacteurs de la Bibliothèque universelle imprimée à Genève (tome XIII), depuis le 10 Mai 1799, date de sa première vaccination, jusqu'au 5 Février 1820, malgré toute son attention à vérifier et à éclairer tout ce qui lui paraissait douteux, il n'avait eu par lui-même connaissance que d'un cas de petite vérole après vaccination; » et dans une autre lettre, datée de Vienne, du 30 Juillet 1825, insérée dans le même recueil, cahier d'Octobre de cette année, adressée à M. le docteur PIERRE DUFRESNE, M. DE CARRO, après avoir établi que depuis un grand nombre d'années, le but de la vaccination générale est presque atteint à Vienne par les sages mesures du gouvernement autrichien, continue ainsi qu'il suit; « Dès « le moment où la vertu anti-variolique de la vac- « cine fut suffisamment constatée, le gouvernement « chercha à la rendre obligatoire, sans moyens « coërcitifs proprement dits, en la combinant avec « les intérêts les plus chers des familles, surtout « avec ceux de l'éducation. Chaque année, une liste « qui est, je crois, un relevé de celle de la cons- « cription militaire, est portée de maison en mai- « son, contenant les noms de tous ceux qui l'habi- « tent, et dans laquelle chaque chef de famille doit « indiquer les noms de ceux qui n'ont pas encore « été vaccinés, ou qui n'ont pas eu la petite vé- « role, en un mot, tous ceux qui sont encore sus- « ceptibles de la prendre; et le propriétaire ou ad- « ministrateur de la maison, doit veiller à ce que « ces déclarations, qu'il signe lui-même, soient faites « avec soin. — Après avoir ainsi obtenu la liste de « tous ceux qui n'ont pas encore été vaccinés, le « commissaire du quartier et le médecin se trans- « portent dans ces maisons, discutent les motifs qui « ont fait retarder la vaccination laquelle se pratique « bientôt, sans aucune difficulté, d'autant plus qu'elle « va devenir indispensable aux enfants et à leur « parents.

« Le gouvernement, en effet, donnant les soins
« les plus grands à ce que tout enfant des deux
« sexes reçoive l'instruction nécessaire à son état,
« et ayant outre cela d'inombrables stipendes, ou
« bourses, à distribuer, il y en a peu ou presque
« point qui ne fréquente quelque école, pour l'ad-
« mission à laquelle, il doit présenter un certificat
« de vaccination. Cette mesure est encore répétée
« à l'époque de la confirmation, comme, pour ainsi
« dire, une révision de la première; d'où elle atteint
« toute la jeunesse, presque sans exception. Par
« conséquent la petite vérole ne peut plus être que
« sporadique, c'est-à-dire, n'atteindre que quelque
« individu isolé, abandonné, et toute épidémie va-
« riolique est devenue impossible, le fléau s'étei-
« gnant de lui-même, faute d'aliments.

« Si néanmoins la petite vérole paraît, le médecin
« qui en a connaissance doit l'annoncer sans délai à
« la police, et à l'instant, pour avertir les voisins
« et les passants de l'existence de la contagion, un
« grand écriteau est placé sur la porte de la mai-
« son, avec ces mots en grosses lettres; *ici est la*
« *petite vérole* : ce qui, alarmant plus ou moins les
« parents des enfants du voisinage non-vaccinés, les
« engage bientôt à se mettre en règle. Si, malgré
« tant de soins, un enfant prend la petite vérole et
« en meurt, l'enterrement se fait clandestinement,
« sans que le corps soit accompagné de la jeunesse
« de la paroisse, et tous les six mois, les noms des
« parents qui ont laissé périr leurs enfants de cette
« maladie, sont signalés dans la *gazette de Vienne*,
« comme ayant à se reprocher leur mort par né-
« gligence et opiniatreté à ne pas profiter du bien-
« fait de la vaccination, constaté par une si longue

« expérience et la sanction des gens de l'art les plus « dignes de foi.

« Il résulte de là que les cas de variole successive « sont ici d'une extrême rareté, et que pour mon « compte, je n'en ai pu observer qu'un dans ma pra- « tique, qui n'était rien moins que *mitigé*. D'après « tous les renseignements que j'ai pris auprès des « médecins du gouvernement, à qui les rapports de « petite vérole consécutive sont présentés pour vé- « rifier les circonstances de la vaccination précé- « dente, je crois qu'il serait bien difficile, dans la « capitale de la monarchie autrichienne, de prouver « rigoureusement plus de dix cas de petite vérole « après une vaccine régulière. Or, que signifient « de si rares exceptions, sur une population aussi « nombreuse, pendant vingt-six années de conti- « nuelle vacccination? N'eut-on pas autrefois un « nombre de doubles varioles bien plus considéra- « ble? » Les mesures du gouvernement du Dane- marck pour le même sujet sont à peu de chose près les mêmes, et plus obligatoires encore, aussi, avons- nous déjà fait remarquer que la petite vérole peut presque y être considérée comme entièrement éteinte.

Si donc l'excellence, dans le sens le plus absolu, d'une obligation que l'on s'impose, en justifie la lé- gitimité, la question politique, que nous nous étions proposée, est résolue par les faits eux-mêmes, et il reste constant que la différence de ce qui se passe dans les grands états d'Allemagne et dans le Dane- marck, d'avec ce qui a lieu en France, en Angle- terre, et en d'autres pays, ne peut s'expliquer que par la manière plus ou moins régulière dont les gouvernements surveillent l'importante affaire de la vaccination; il ne l'est pas moins que la variole serait par conséquent définitivement bannie de l'Europe, et que toute susceptibilité héréditaire étant détruite pendant plusieurs générations, elle ne pourrait même plus naître sporadiquement, si tous les gouvernements adoptaient comme mesures législatives les moyens suivants :

1.° D'imposer aux parents, d'une manière aussi stricte et aussi rigoureuse qu'ils les obligent à les faire porter sur les registres de l'état civil, l'obligation de faire vacciner leurs enfants.

2.° De nommer par chaque commune de mille ames de population, un médecin chargé de vacciner gratuitement les enfants nés dans chaque trimestre, non-seulement dans la commune de sa résidence mais encore dans les villages qui en dépendent; et un médecin inspecteur, par chaque chef-lieu d'arrondissement, chargé de faire des tournées, et de surveiller l'exactitude et la régularité des vaccinations.

3.° D'enjoindre à tout instituteur, institutrice, maître d'école, chef de pensionnat, de collége, d'institut quelconque, chef d'attelier, fabrique, manufacture etc., de ne recevoir aucun élève ou ouvrier sans un certificat d'avoir été vacciné régulièrement, ou d'avoir eu la petite vérole, et de présenter ces certificats au médecin-inspecteur d'arrondissement, chaque fois qu'il le requerra, sous peine d'amende et d'autres peines plus graves.

4.° D'ordonner aux maires de se faire exhiber les certificats susdits, lorsqu'ils délivrent des passeports, pour y faire mention de l'affirmative ou de la négative, surtout lorsqu'il s'agit de foires et marchés hors de leurs départements respectifs.

5.° D'établir des maisons spéciales et isolées de petite vérole, pour le traitement de cette maladie, lorsqu'elle se déclare quelque part; de faire un devoir aux parents et aux gens de l'art, d'en avertir aussitôt la police, sous peine d'une forte amende; de transporter aussitôt les malades, d'une manière secrète, dans ces espèces de lazarets, et de fumiger les maisons, les meubles et les hardes des malades et de ceux qui les ont soignés, comme dans les autres contagions, avec annonce de ces accidents et de ces faits, dans les feuilles hebdomadaires.

Une autre question qui se rattache à la première, est de savoir si pour ceux qui, par une prévention incurable contre la vaccine, donnent la préférence à l'inoculation de la variole, il ne peut pas leur être libre de soumettre leurs enfants à cette pratique? à quoi je réponds que la liberté de cette option ne saurait leur être contestée; mais de manière à ce qu'ils ne nuisent à personne. La postérité impartiale ne lira pas sans étonnement, dans les écrits du 18.e siècle, que la petite vérole inoculée est plus bénigne et moins contagieuse que la naturelle : déjà Van Swieten, grand partisan de l'inoculation, nous avait appris (*præfatio in commentar. de variolis*), qu'à Vienne, l'impératrice Marie-Thérèse, faisant inoculer plusieurs enfants dans l'un de ses palais, la petite vérole se propagea dans un village voisin de ce palais, malgré les précautions que l'on avait prises; et nous tenons de Bergius, célèbre médecin suédois[1]), que les vapeurs exhalées d'une petite vérole bénigne, déjà sur la fin, avaient suffi pour donner des petites véroles malignes à des sujets les mieux constitués. L'on s'exposerait donc, en laissant, à cet égard, une en-

---

1) Mémoire de l'académie des sciences de Stockolm, année 1784, p. 138.

tière liberté, à voir les médecins, les parents et domestiques des variolés, les variolés eux-mêmes, communiquant avec le public, devenir des foyers généraux d'infection. L'on m'objectera, à la vérité, qu'on s'en est peu occupé jusqu'ici relativement à la petite vérole naturelle, quoique ceux qui ont écrit sur la médecine publique n'aient pas manqué d'avertir sur les moyens divers, auxquels on ne prend pas garde, qui coopèrent à répandre les contagions, et c'est encore là une imperfection dans notre hygiène publique; mais enfin, puisqu'on a profité de la liberté d'opter entre un préservatif qui ne peut nuire à personne, et un autre qui n'est utile qu'à celui qui l'emploie, et peut devenir fatal à ceux qui n'en auraient pas voulu, c'est contre toute justice que ce dernier jouisse de la même latitude que le premier, d'autant plus que si la mode d'inoculer reprenait, la vaccine ne serait plus bonne à rien, et à tort ou à raison, chacun voudrait faire comme son voisin, d'où il est évident que les foyers de contagion seraient beaucoup plus multipliés qu'avec la petite vérole naturelle.

Les gouvernements sages ne peuvent donc tolérer, selon moi, la pratique de l'inoculation, (laquelle ne manquerait de trouver des apologistes, ainsi que la revaccination, dans un temps où tout est devenu spéculation mercantile) qu'en la reléguant dans des lieux isolés, au milieu des campagnes, comme on le fait pour les autres maladies contagieuses graves, qui se communiquent par l'air, les personnes et les vêtements; qu'en la renfermant dans les maisons spéciales de petite vérole, dont j'ai demandé plus haut l'établissement, parce que l'expérience me prouve tous les jours qu'il est dangereux de renvoyer les variolés dans les hôpitaux;

qu'en séparant, dis-je, de la société ceux qui ont fait choix de l'inoculation, pendant quarante jours, à dater de la période d'invasion, terme seul auquel l'observation a appris que les convalescents de la petite vérole cessent d'exhaler des vapeurs qui propagent cette maladie. Il est facile de comprendre que l'on ne ferait rien si l'on se bornait à isoler les malades; mais que les parents, les médecins et les garde-malades doivent se résigner à s'enfermer avec eux, à partager leur quarantaine, et que tous les effets employés à leur usage doivent être fumigés avant d'en sortir, comme cela se pratique dans les divers lazarets : l'on ne saurait jamais oublier que la petite vérole a été portée aux Antilles par une couverture de laine.

Revenant à la vaccine et à l'établissement de médecins vaccinateurs payés par le gouvernement, je ferai remarquer que si cette institution avait eu lieu dès le principe, on se serait épargné bien de fausses vaccines, de décevances et de controverses; qu'on a eu tort, afin de populariser cette découverte, d'en laisser la pratique, qu'on disait facile, à quiconque a voulu s'y livrer; de là est arrivé que les médecins eux-mêmes l'ont confiée à des sages-femmes, à des apprentis-chirurgiens, et autres, qui ignorent que rien n'est indifférent en médecine, et que tout doit être observé jusqu'à la fin. La tâche du vaccinateur n'est pas remplie, répéterai-je encore, lorsqu'il a inséré le vaccin, mais il a dû revoir ses vaccinés à plusieurs époques différentes, savoir : au 3.e, 5.e, 7.e, 11.e et 16.e jour; et les administrations ne doivent pas récompenser ceux qui vaccinent, uniquement d'après le plus grand nombre de noms que contiennent leurs listes, mais d'après le nombre certifié des opérés qui ont été suivis, et sur lesquels on a pu s'assurer de la réussite complète de la vaccination. Ces certificats devront surtout spécifier, *qu'on a observé, un tel jour, une aréole rouge et bien formée, avec gonflement, chaleur, léger mouvement de fièvre, et bouton cristallin au milieu, déprimé au centre*, et au 16.e jour, *la formation d'une croûte brunâtre* etc. Pour cela, il est essentiel de s'adresser à des médecins instruits; car, il ne s'agit pas seulement ici de la vaccine, mais de toutes les maladies varioleuses, et de connaître à fond toutes les espèces d'éruptions, pour ne pas les confondre avec la petite vérole légitime, la rougeole et la scarlatine, confusion qui n'a que trop souvent lieu, et pour signaler celles qui peuvent être contagieuses et celles qui ne le sont pas; pour éclairer enfin sur des choses aussi importantes l'administration et le public, la plupart du temps induit en erreur par des hommes complaisants, qui n'ont du médecin que le nom.

CHAPITRE VIII.

Résumé général des sept chapitres précédents.

Je n'ai point été enthousiaste de la vaccine, lorsqu'étant à Paris, en 1799, je fus témoin des premiers essais qui en furent faits par M. Voodville, venu d'Angleterre; me trouvant alors secrétaire général de la société de médecine de Marseille, je n'en ai parlé dans mon rapport qu'avec un esprit de doute et comme d'une chose qui méritait examen. Les épreuves et contre-épreuves faites successivement par les commissaires de cette société, et qui furent suivies d'un succès complet, brisèrent mes incertitudes, et pour montrer que la conviction avait pénétré dans mon ame, je fis vacciner mes enfants. Pendant longues années, les parents furent heureux de leur confiance dans le même préservatif; mais il n'est pas dit que ce que nous avons cru vrai soit toujours vrai pour tout le monde, et la vaccine a dû partager le sort de tant d'autres inventions qu'on s'est plu de temps à autre à remettre en problême : elle pouvait, comme on l'a dit, ne préserver que pour un temps, et je devais, même pour l'intérêt de ce qui m'est cher, suivre, à cet égard, le même procédé que pour son admission, c'est-à-dire, examiner avant de croire. C'est ce à quoi l'on a vu dans les sept chapitres précédents, que je me suis livré, d'où je me suis cru en droit, et autant que les limites de ma raison me le permettent, de tirer les conclusions suivantes, comme conséquences rigoureuses des faits :

Que l'envie qui s'est toujours attachée aux hommes de génie et aux découvertes utiles, a poursuivi celle de l'immortel Jenner, dès son origine, dans le pays même où elle avait pris naissance, ce qui, ayant donné lieu à des hésitations de la part des parents dirigés par les médecins dissidents, a fourni de continuels aliments à la petite vérole, en Angleterre et dans les pays serviles imitateurs de tout ce qui se fait au-delà du détroit; qu'il est résulté de là, durant le règne des fièvres exanthématiques, un mélange de petites véroles vraies, et d'éruptions diverses, que l'ignorance ou la prévention n'a pas permis de distinguer des premières; d'où l'on a conclu, ou que la vaccine est un préservatif infidèle, ou qu'elle ne préservait que pour un temps et qu'il fallait la renouveler, puisque les vaccinés avaient aussi été attaqués de ces éruptions, auxquelles on a donné le nom de *varioloïdes*, variole après vaccine; propositions qui s'écroulent en remontant aux sources et à l'analyse des faits qui leur servent de fondement.

Que la petite vérole franche est une maladie qui a ses caractères spécifiques, composés de formes et de périodes distinctes, dont on ne peut plus affirmer l'existence, si l'une ou plusieurs de ces périodes et de ces formes viennent à manquer, surtout la cessation de la fièvre, quand l'éruption est terminée, et sa reprise lors de la suppuration des boutons et du commencement de formation des croûtes; circonstances et autres, qui n'ont nullement été observées dans les prétendues varioles qu'on a dit avoir succédé à la vaccine, ce qui suffit pour démontrer qu'il s'était manifesté toute autre maladie que la variole proprement dite, sauf les exceptions extrêmement rares, où l'on peut avoir la petite vérole deux fois.

Que pour n'être pas remonté à l'éthimologie primitive des mots *variole* et *vérole*, on en a fait un être spécial, le nom d'une maladie qui n'a pas toujours existé, tandis qu'en compulsant l'histoire de la médecine, l'on voit que ce nom était donné très-anciennement, et avant la petite vérole proprement dite, à laquelle il est resté consacré, à toutes les taches et élévations qui formaient des inégalités sur la peau, comme nous nommons aussi certaines pierres, des *pierres variolées*, *variolites;* que notre petite vérole actuelle n'est, à proprement parler, qu'un nouveau virus greffé sur ces exanthêmes naturels, lequel semble avoir pris naissance avec l'islamisme, et s'être répandu avec ses conquêtes, puisqu'il était inconnu aux Grecs, aux Égyptiens, aux Perses, aux Assyriens, aux Macédoniens, qui eurent de si fréquents rapports avec l'Arabie, et par la suite aux Romains qui, après avoir conquis l'Égypte, firent un commerce considérable avec la Péninsule et avec les Grandes-Indes, en traversant la mer rouge; qu'un mal aussi contagieux ayant fait le tour de l'ancien monde avec le peuple chez qui il avait pris naissance, laissa une disposition à le contracter, dans les descendants de ceux qui en furent successivement attaqués, disposition que détruisent dans la personne le mal lui-même venu naturellement ou provoqué artificiellement, et la vaccine légitime, sans préjudice des autres exanthêmes restés étrangers à la variole des Arabes; que chez quelques sujets cependant, cette disposition est si forte que de ne pouvoir être entièrement détruite ni par une première variole, ni par la vaccine, accident pourtant heureusement très-rare; et qu'enfin, telle est la puissance des vapeurs varioliques, qui s'élèvent du corps des malades, que de faire pousser chez les individus vaccinés et délicats, des efflorescences ou des boutons, mais qui ne sont pas varioliques, à moins des cas rares de disposition non éteinte; et de communiquer entièrement la maladie à ceux qui n'ont été ni vaccinés, ni variolés antérieurement.

Que la raison pour laquelle il a plu à certains médecins de créer des *varioloïdes*, des varioles après vaccine, vient de ce qu'on a ignoré qu'outre la petite vérole et la varicelle ordinaires, il est un grand nombre de maladies fébriles éruptives dont les produits de quelques-unes ont, au premier coup-d'œil, une apparence de similitude avec la première, qui trompe les personnes non-exercées, et qui règnent quelquefois épidémiquement, après ne s'être pas montrées pendant plusieurs années; que quelques-unes n'offrent pas moins aussi une ressemblance avec la rougeole, sans être la rougeole; précédées d'une fièvre violente, souvent d'une plus longue durée que celle qui précède l'éruption variolique, avec délire et vomissements, comme dans celle-ci; produisant rougeur, douleur, tension, gonflement à la peau du visage et du reste du corps, affections très-aiguës, qui ont quelquefois donné la mort, et qui ne sont pas sans soupçon de contagion, propriétés auxquelles s'est encore plus rattachée l'idée de petite vérole, parmi les esprits superficiels, mais qui ne sauraient en imposer aux praticiens éclairés, lesquels n'y retrouvent plus les caractères spécifiques et tranchés de la petite vérole.

Que dans cette longue série de faits exposés avec fidélité dans ce mémoire, les uns appartenant à des exanthêmes varicelleux ou anomales, les autres à de petites véroles réelles, ces derniers n'ont presque jamais été observés sur des sujets vaccinés et vaccinés régulièrement; que, tout en ne donnant pas aux vaccinations toute l'extension et l'attention convenables, et en laissant, par conséquent des aliments à la petite vérole, tantôt l'on a exigé de la vaccine qu'elle nous mît à l'abri de tant d'éruptions naturelles, indépendantes de son pouvoir préservatif, tantôt qu'elle fit plus que la variole naturelle ou inoculée, en prévenant entièrement les cas rares de récidive, et tantôt enfin qu'elle enlevât toute susceptibilité, nonobstant que son insertion eût été mal faite, qu'elle n'eût point produit de symptômes généraux, ou seulement qu'on ne fût instruit qu'elle a eu lieu, que par ouï dire; prétentions aussi injustes que mal pensées.

Que l'art de la vaccination, art si important pour la conservation des hommes, devrait être étudié dans les cliniques des différentes écoles de médecine; au lieu que, je dois l'avouer, faute d'avoir un enseignement spécial, parce qu'on le juge trop trivial et trop facile, il est rare que dans les interrogations que je fais aux candidats, soit pour le doctorat en médecine, soit pour la profession d'officier de santé, l'on sache me répondre sur tout ce qui constitue une bonne vaccine : de là les différents cas de variolés, que les gens de l'art eux-mêmes affirment avoir été vaccinés, et qui laissent toujours des doutes à ceux qui savent quelle a été, à cet égard, l'instruction médicale.

Enfin, je puis conclure de tout ce travail, que puisque vingt-six ans d'expérience ont fait voir que le préservatif de JENNER est non-seulement efficace pour un temps, mais encore pour toujours; et que, puisque les gouvernements qui, d'après cette conviction, en ont propagé l'application de tout leur pouvoir, ont presque entièrement soustrait leurs états aux ravages de la petite vérole, tous les autres gouvernements doivent être invités à les imiter, en rendant la vaccination obligatoire, en prenant des mesures pour la rendre générale et régulière, et en mettant à la propagation de la petite vérole les mêmes entraves qu'à celle des autres maladies contagieuses.

APPENDICE.

L'IMPRESSION de ce mémoire était terminée, lorsqu'il s'est présenté de nouveaux cas de petite vérole et d'éruptions varioleuses, qui m'ont été communiqués, et que je n'ai pas voulu laisser ignorer au public, afin de le tenir au courant de tout ce qui s'est passé jusqu'à présent.

1.° Sont entrées à la clinique de la faculté les malades suivantes : le 12 Mai, *Marie Kirwell*, âgée de 13 ans, au huitième jour d'une petite vérole légitime et confluente, laquelle, d'après son propre aveu, n'avait jamais été vaccinée, et avait contracté la maladie par l'atmosphère d'une autre variolée, et le contact probable de hardes infectées, puisqu'elle n'avait fréquenté aucun variolé. Entièrement guérie le 31, après avoir éprouvé les accidents ordinaires à la petite vérole des adultes.

Le 26 Mai, *Thérèse Buchmiller*, âgée de 21 ans, au sixième jour d'une petite vérole également confluente, contractée comme nous l'avons dit de la précédente. Celle-ci prétendit avoir été vaccinée, à l'âge de deux mois, et sa mère qui a été interrogée, a nommé le vaccinateur, homme peu éclairé et qui n'est plus en France. Il avait fait, a-t-elle dit, trois piqûres à chaque bras, très-rapprochées; au bout de peu de jours, il en était résulté une inflammation considérable avec douleur, rougeur et tumeur qui ne formaient qu'une seule masse, seule chose qui était restée dans son souvenir. Les bras de la fille, ayant été examinés, l'on n'a pu reconnaître qu'une très-faible cicatrice qui ne ressemble pas à celle de la vaccine, au bras droit, et l'on n'a rien découvert au bras gauche. La maladie a d'ailleurs suivi sa marche régulière, et *Thérèse Buchmiller* est aujourd'hui, 1.er Juin, dans un état complet de dessication et de chûte des croûtes.

2.° M. le docteur LIBERMANN, médecin du canton de *Geispolsheim*, a bien voulu m'adresser, le 27 Mai, le double d'un rapport qu'il a envoyé à M. le sous-préfet sur une maladie qui a régné à *Ensisheim* commune de ce canton. Il avait existé dans ce village, quelque temps avant qu'il eût été appelé, trois petites véroles réelles, dont avaient été attaqués deux filles âgées, l'une de 20, et l'autre de 16 ans, et un garçon âgé de 20 ans; petite vérole introduite dans la maison des deux filles par un petit garçon mendiant qui en était couvert, et qu'elles avaient gardé et traité par charité. A ces petites véroles avaient succédé quelque temps après des maladies éruptives chez quatre sujets pour lesquels M. LIBERMANN avait enfin été appelé. L'un d'eux, fille âgée de 11 ans, au cinquième jour de la maladie, fut trouvé sans fièvre, et déclara ne plus se sentir incommodée, et n'éprouver aucun malaise. Elle avait une trentaine de boutons de la grandeur d'une grosse tête d'épingle, à la face et quelques-uns aux bras, remplis d'une sérosité limpide, s'élevant en pointe, et n'étant pas entourés d'un cercle. La maladie avait commencé par des maux de tête, des envies de vomir, des douleurs dans les reins, et un malaise général, suivi au troisième jour de l'éruption de petits boutons rouges qui augmentèrent peu à peu, et qui firent tomber tous les symptômes fébriles. La malade avait été vaccinée à l'âge de six mois. Le second, fille âgée de huit ans, vaccinée aussi à son sixième mois, était, suivant les parents, au quinzième jour de sa maladie. Face couverte de boutons ronds, ovoïdes, et d'autres d'une forme irrégulière, s'élevant au-dessus de la peau, sans impression ambilicale au centre, et durs comme des verrues. On voyait aux bras les marques de semblables boutons, dont l'épiderme se détachait en écailles furfuracées, sans laisser de cicatrice dans le tissu cutané. La maladie avait commencé par une fièvre violente qui avait duré deux jours, et qui s'était terminée par l'éruption de petits boutons rouges, séreux, qui n'ont jamais suppuré, au visage et sur les bras, le reste du corps en étant parfaitement exempt. L'enfant courait déjà depuis plusieurs jours dans la rue. Le troisième, également fille, âgée de 20 ans, ayant été vacinée à l'âge de quatre ans, se trouvait au dixième jour de sa maladie, ayant la face entièrement couverte de boutons absolument semblables à ceux qui viennent d'être décrits; ayant éprouvé dans le commencement les mêmes symptômes, mais avec un peu plus de violence. Une semblable éruption avait pareillement attaqué un petit garçon qui, au sixième jour, allait déjà dans les champs. Ce médecin instruit s'est bien gardé de présenter ces quatre faits comme des petites véroles après vaccine, mais il les a regardé comme des varicelles, ou la *variola verrucosa* de VOGEL et de BURSÉRIUS, ayant pu être provoquées par les émanations des quatre petites véroles vraies antécédentes qui avaient régné dans la commune, et pour lesquelles le maire ne l'avait pas averti.

Il suit de la connaissance de ces nouveaux accidents, la confirmation de la vérité des conséquences que j'ai déjà tirées, savoir: 1.° qu'il faut non-seulement se méfier des malades variolés et de ceux qui les fréquentent, mais encore de leurs hardes et de leurs effets; 2.° qu'il ne suffit pas d'avoir été vacciné, mais qu'il faut s'assurer que la vaccination ait été faite en règle et par une personne instruite et expérimentée; 3.° qu'il ne faut pas crier de suite à la petite vérole après vaccine, parce que des individus vaccinés éprouvent des éruptions, mais qu'il faut comparer une maladie avec une autre, et se rappeler que des éruptions innocentes après des mouvements fébriles peuvent tout aussi bien régner épidémiquement que la petite vérole légitime, tant chez ceux qui ont été vaccinés que chez ceux qui ne l'ont pas été, sans qu'une double, une triple, une quadruple revaccination puissent en garantir personne.

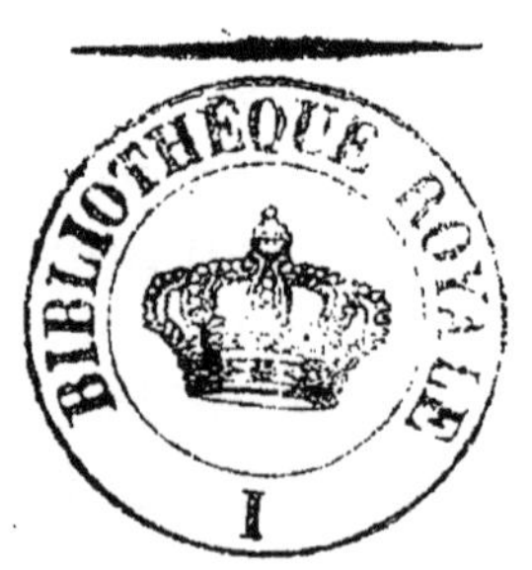

TABLE.

DE L'IMPRIMERIE DE JEAN-HENRI HEITZ.

www.ingramcontent.com/pod-product-compliance
Ingram Content Group UK Ltd.
Pitfield, Milton Keynes, MK11 3LW, UK
UKHW020149200726
13856UKWH00003B/917